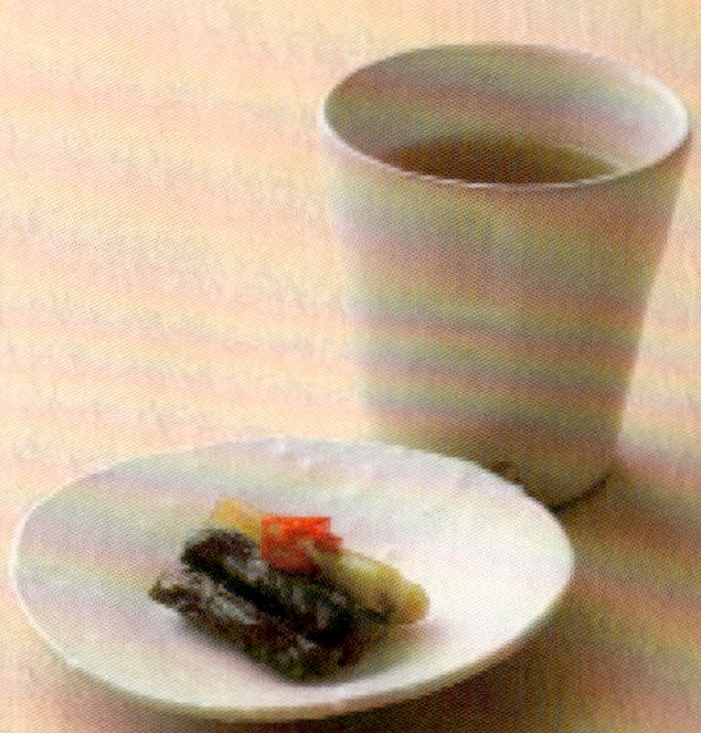

病気にならない 夜9時からの 粗食ごはん

献立 レシピ

幕内秀夫

青春出版社

目次

第3章 忙しい人のための作らない献立レシピ10

本書の使い方

◎材料はすべて2人分です。
◎夜9時以降の食事のため、分量はすべて通常の2／3の量にしています。
◎カップ1＝200㎖、大さじ1＝15㎖、小さじ1＝5㎖です。
◎だし汁は、市販のだしパックを使用しています。

第1章

病気にならない 夜9時からの食事とは？

病気にならない食事の秘訣は、日本古来の食事法と夕方の工夫にあります。ここを押さえておけば献立づくりに困りません。

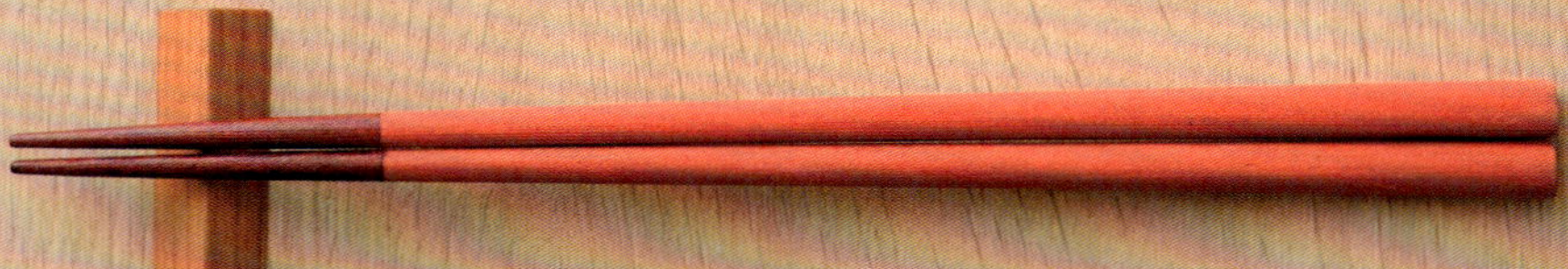

お金もかからない、だから日本人の知恵「粗食」はすごい

世界から注目されている〝日本の長寿食〟

世界で5番目の肥満大国オーストラリアから講演の依頼が来ました。テーマは「日本の長寿食」です。

多くの先進国が深刻な肥満問題で苦しんでいます。大変な医療費の問題を抱えるようになっています。日本でも「中年太り」という言葉がありますが、それらの人も欧米では「どこが肥満なのだ」と言われるほどの差があります。そして、日本は世界有数の長寿国と呼ばれるようになっています。

そこから日本の「食」を学ぼうと考えて講演の依頼がきたのでしょう。実際、欧米で日本食は「ヘルシー」と考える人が増えているようです。

油と砂糖のとりすぎで肥満・病気になる欧米人

ただし、オーストラリアの肥満問題を解決することは簡単ではありません。アメリカ同様に貧困層ほど肥満は深刻になっているからです。ファストフー

ドに代表される「高脂肪」「高糖分（精製糖）」の食生活。しかもそれを朝、昼、夕と一年中口にしています。主食そのものが油や砂糖だらけになっているからです。パン、ハンバーガー、ピザ、ホットドック、ドーナツ、シリアル。そこにフライドポテトや清涼飲料水がつくことも少なくないでしょう。

日本にはお金をかけずに健康になれる知恵がある

その点、私たち日本人は恵まれています。油脂や砂糖の入らない「ごはん」と「みそ汁」があります。自宅で作れば50円程度で空腹を満たすことができます。家庭の経済面にかかわらず、誰でも口にすることができるのです。この差は非常に大きいと思います。日本人が「米」と出会ってから約3000年と言われています。今や誰もが毎日、おいしいごはんを口にすることができるようになっています。それが可能になったのは先人たちの努力と叡智があったからだということを、忘れるわけにはいきません。

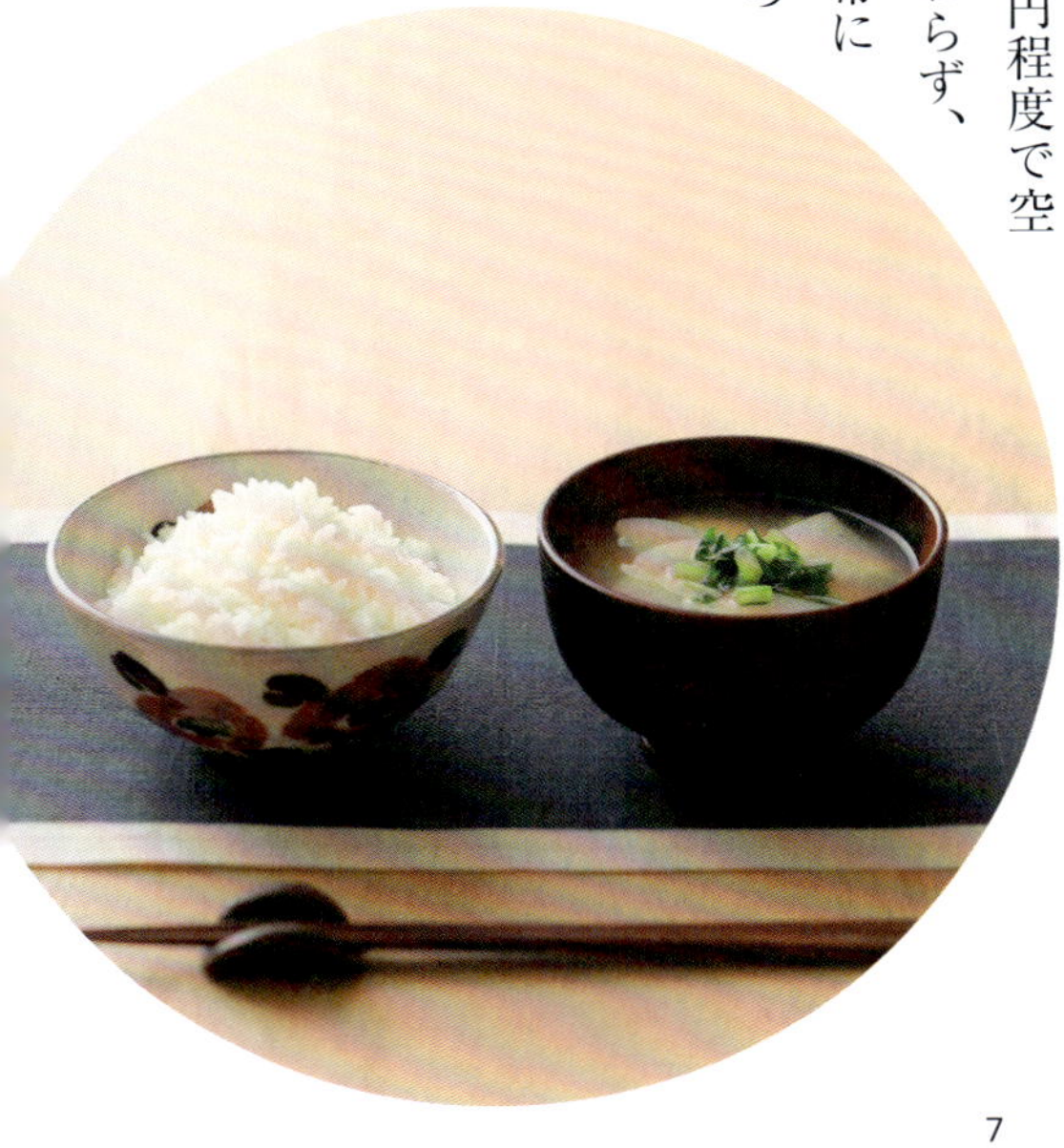

日本には「ごはん」と「みそ汁」という基本がある。

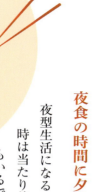

あなたの「夕食」、「夜食」になっていませんか？

夜食の時間に夕食をとっているのが現代人です

夜型生活になるにつれ、夜遅くに夕食をとる人が増えています。夜8時、9時は当たり前。都会で会社勤めをしている人なら、10時、11時という人もいるでしょう。でもよく考えてみてください。夕食とは、夜6～7時、つまり夕方に食べるから夕食と言うのです。夜9時すぎに食べる食事は、夕食と呼ぶには遅すぎます。

夜食の時間にもりもり食べたら調子が悪くなるのも当然です

夜食の時間に夕食のつもりで、しかもお昼からまともな食事をほとんど口にしていないからがっつりと迫力のある食事をお腹いっぱい食べてしまう。翌日も朝早く起きなくてはならないので、食べたものが消化しないうちに寝てしまう。その結果、翌朝になっても胃がもたれて、寝起きがすっきりしない、だるい。これが毎日繰り返されるのでは、健康にいいとは言えません。

とはいえ「夕飯を早めに食べる」なんて言ってられない

生活習慣病や婦人科系疾患、ガンなどの病気が、不規則な食生活と深い関係があることは多くの専門家が認めています。しかし「規則正しい生活」「早寝早起き」に改められる人など多くはありません。いままでの夕食指導は、「何を食べるのか」ばかり重要視していましたが、夜６～７時の夕食なのか、夜９時以降の夕食なのかよって、まったく違ってくるのです。

どうしたら夜遅く食べても健康でいられるか

現代は「いつ、何を食べるのか」を考える必要があります。ポイントになるのが、日本伝統の食の知恵「粗食」です。意識して「粗食」をとり入れることで、夜型生活でも健康を保ち体調を維持できるようになるのです。本書では、夜９時以降に食べる食事に限定し、その具体的な献立を紹介します。

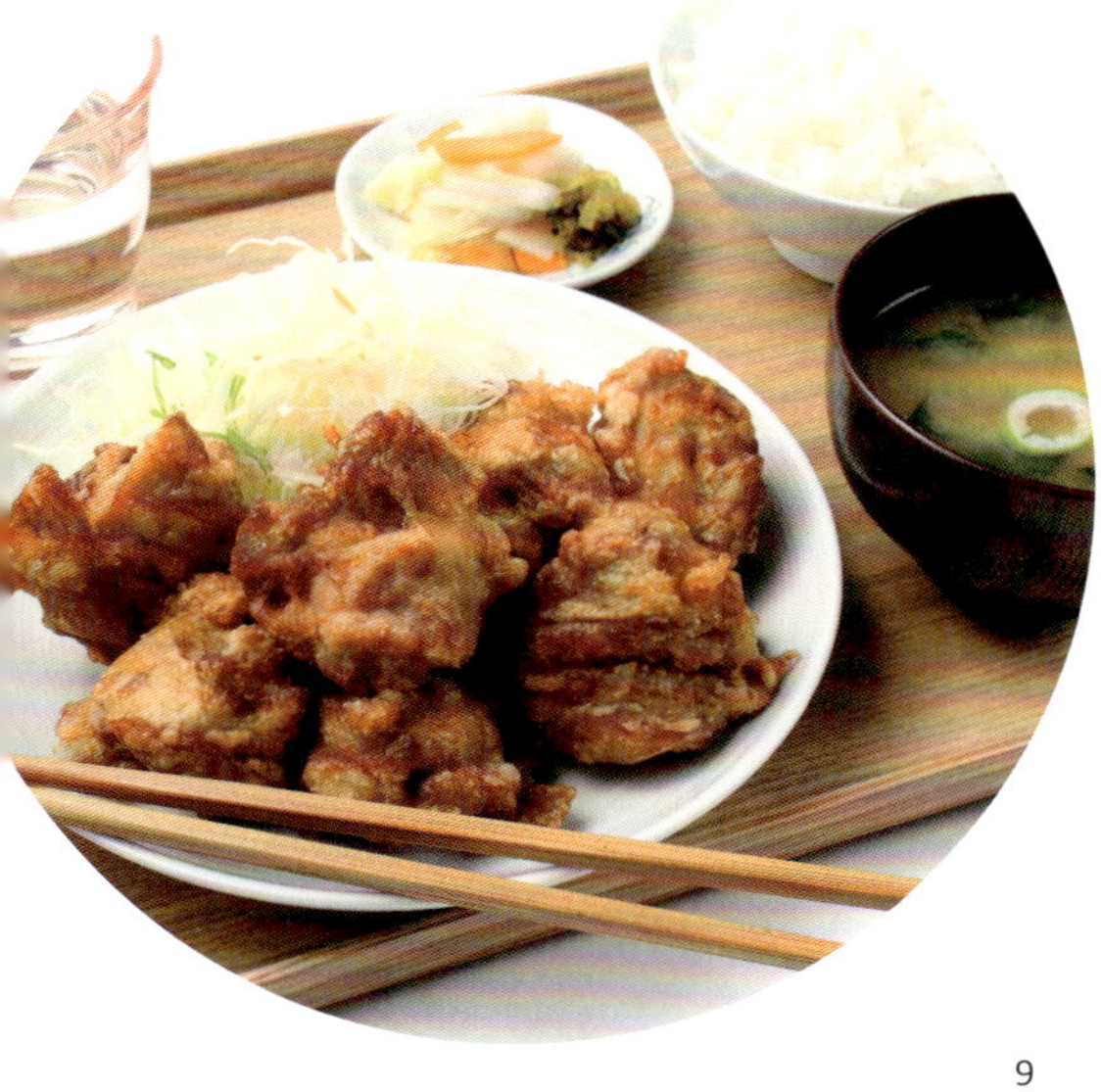

夜９時以降に〝ふつう〟に食べたら、
胃もたれするのは当然です。

夜の「ドカ食い」を防ぐ、ちょっとした夕方の工夫とは？

注意！夕食がお菓子や缶コーヒーになっていませんか？

ビジネスパーソンの多くがじつは、夕食にお菓子を食べています。そう言うと、驚く方もいらっしゃるでしょう。しかし、本来の夕食の時間帯6〜7時に何をとっているか、思い出してみてください。「家に帰って食べるから、軽くつまむ程度にしよう」、そして缶コーヒーやお菓子、パンで小腹を満たしていませんか？　こうして夕食の時間に砂糖や油をとることになるのです。

夕方のお菓子が夜の「ドカ食い」を招く

コンビニのパンにはたっぷりと砂糖やバターが使われていますから、これもお菓子のようなものです。お菓子というのは本来、お腹を満たすものではなく心の栄養としてとるもの。たいしてお腹にたまりませんから、家に帰ってから油こってりのカロリーの高い食事をとりたくなるのです。つまり、夕方にお菓子をとった結果、夜まで油と砂糖だらけになるのです。

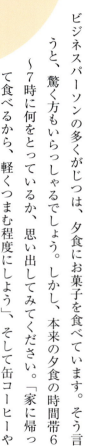

帰りが遅くなるときの正しい小腹の満たし方

帰りが遅くなるとはっきりわかるときは、６～７時に社員食堂や定食屋で文字通りの「夕食」をとるのもいい方法です。しかし、「仕事を中断できない」「やっぱり家で食べたい」という人も多いでしょう。そんな人におすすめなのが、夕方に社内で腹持ちのいいものを軽く食べておくという方法です。

のり巻き、焼いも、甘栗、せんべい、バナナのすすめ

おすすめは、おにぎりやのり巻き、焼いもや甘栗、シンプルなせんべい、バナナなどでんぷんが多くて、油と砂糖の少ないものです。夕方にある程度でんぷん質のものを入れておくことで、夜はあっさりとしたものでも満足できます。本書で紹介する粗食ごはんで十分満たされ、健康を保てるのです。

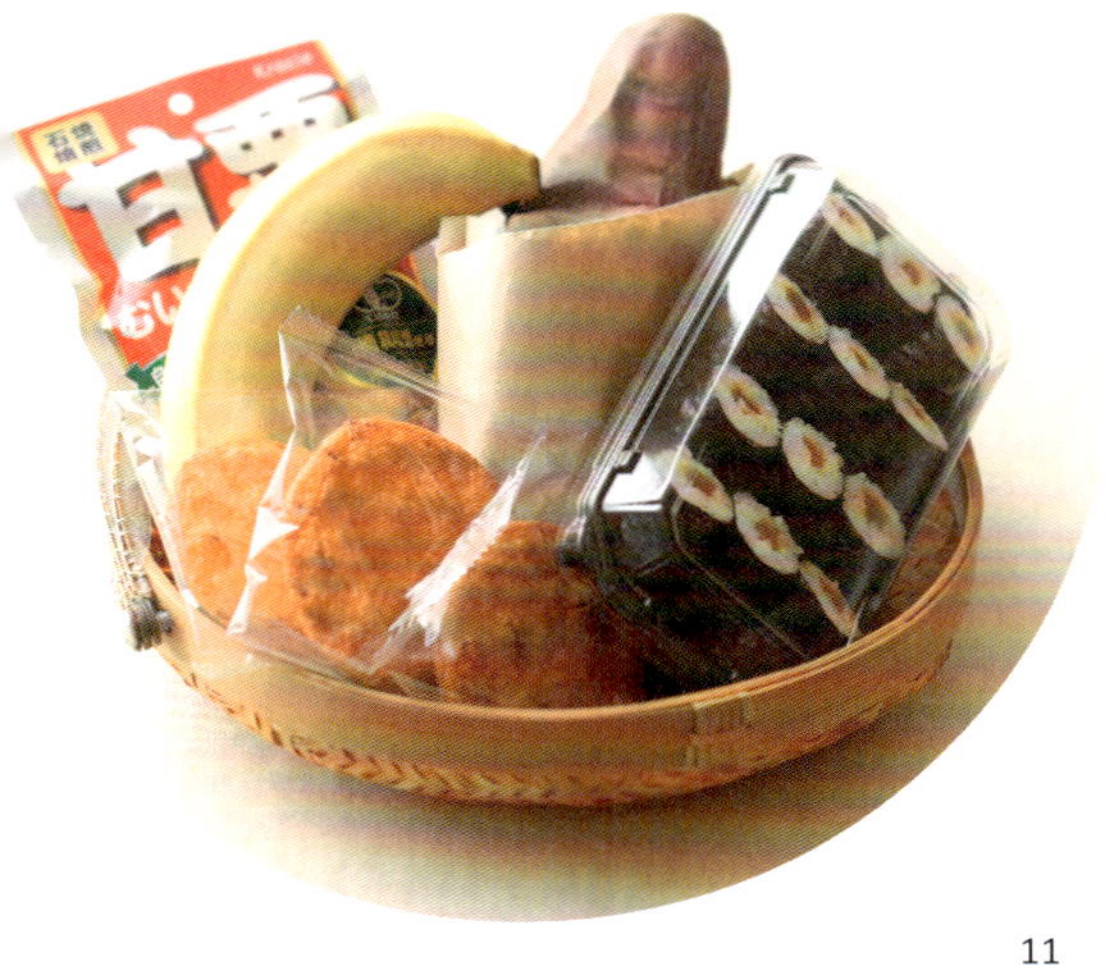

夕方用にでんぷんが多くて砂糖が少ない食品を、ストックしておこう。

COLUMN

この食べ方で体調が改善した！①

夜に「ドカ食い」していた中年太りの男性

○男性　45歳　会社員（管理職）
○妻と中学生の子どもの3人家族
○症状…高脂血症、糖尿病予備軍

朝食はごはんにみそ汁、昼食はそば屋か定食屋と理想的ですが、問題は晩酌の〆にお腹いっぱい食べることにありました。そこで、夜はにゅうめんなど汁気の多い主食とおかずはお子さんとは別に刺身などを奥さんに用意してもらい、夕方の17〜18時におにぎりかのり巻きをデスクで食べるようアドバイス。徐々に体重が減ってきています。

Before

6時：ごはん、みそ汁、納豆、鯵の干物、漬け物
12時：ざるそばと親子丼の定食（外食）
17時：缶コーヒー
21時：ビール、から揚げ、酢の物、ご飯2〜3杯、みそ汁

After

6時：ごはん、みそ汁、納豆、鯵の干物、漬け物
12時：ざるそばと親子丼の定食（外食）
17時：のり巻き
21時：ビール、刺身、酢の物、にゅうめん

仕事と家事のストレスを甘いモノで解消していた女性

○女性　37歳　会社員（専門職）
○夫と小学生の子どもの3人家族
○症状…生理不順、生理痛、冷え症、便秘

朝は菓子パン、昼はデスクでサンドイッチ。夜は家族には朝用意したものを先に食べてもらい、自分は少量にしていたようですが、〆にケーキやチョコを食べる毎日。さらに仕事の合間にチョコやクッキー。まさに砂糖漬けです。そこで、昼はお弁当、夕方は甘栗やバナナ、〆の甘味は和菓子を推奨。冷えと便秘がすぐによくなってきました。

Before

7時：菓子パン
13時：サンドイッチ
16時：チョコ菓子
21時：ごはん（少量）、みそ汁、生姜焼き、おひたし
22時：ケーキ

After

7時：ご飯、みそ汁、卵焼き、焼き鮭、漬け物
13時：お弁当（朝食の残り＋市販の煮豆）
16時：高級チョコレート１〜２粒
19時：甘栗
21時：ごはん（少量）、みそ汁、煮魚、おひたし
22時：わらび餅

第2章

夜9時からの
粗食ごはん献立レシピ20

胃や腸がうまく働かない夜の時間帯はなるべく体に負担をかけないものがベスト。献立を参考にアレンジしてみてください。

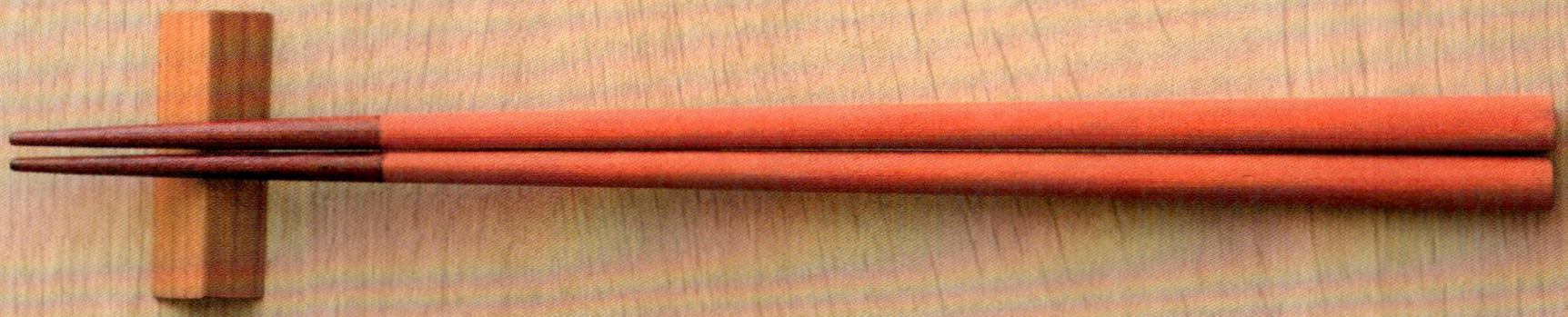

夜9時からの粗食ごはん
献立のコツ

夜遅くに何を食べるかを考えるときのヒントになるのは、病気になったときに何を食べるかという発想を持つことです。夜9時以降というのは、胃や腸がうまく働かない時間帯ですから、病気になったのと同じ状態だと考えるべきだからです。

その点、お粥はまさにぴったり。お粥は「弱い米」と書くように、体が弱ったときや胃が疲れたときの米の食べ方です。手軽さを優先するならばお茶漬けもいいでしょう。ご飯の量が少なくても満腹感が得られますし、消化もよいからです。そうめんやにゅうめん（温めたそうめん）もおすすめです。水分が多いうえに、噛まずに食べることができるからです。

体や胃が疲れてくると、人間は本能的に噛みたくないものを欲します。ごはんは食べにくくても、そうめんなら噛まなくても入ります。夜遅く疲れて帰ってきた食事には適しているのです。

おかずは野菜と魚を中心とした油の少ないものにします。サラダや炒めものは油が多くなるので控えましょう。

野菜については、旬の野菜を使った料理が理想的ですが、旬の野菜をいつも買えるとは限りません。現実的には、野菜の煮物、あえ物、おひたしなど油を使わない料理を意識します。

動物性の食材は、肉か魚介類になりますが、肉はどうしてもフライパンを使った料理になりがちです。フライパンを使った料理とは、生姜焼きや肉炒めなど油を使った料理のこと。ですから、刺身、煮魚、焼き魚など、油を使わない料理に適した魚介類のほうをおすすめしています。

また、「常備食」を活用するのもおすすめです。常備食とは、漬け物、佃煮、煮豆、海苔など保存のきく食品のこと。これらをストックしておけば、夜遅く帰ってからつくらなくても立派な一品となります。お茶漬けやお粥にも合いますし、晩酌が欠かせない人なら、おつまみとしても便利です。

本来は夜食の時間なのですから、あくまでも軽めにすることが大切。目標は、翌朝起きたときに「お腹が空いた！」と感じられるようにすることです。

朝、ごはん（米）を食べたいと思うようになったら、上手な〝夜食〟になってきた証拠です。そうなると胃袋の疲れがとれ、通勤電車での爆睡が減り、いい読書タイムに変わるかもしれません。

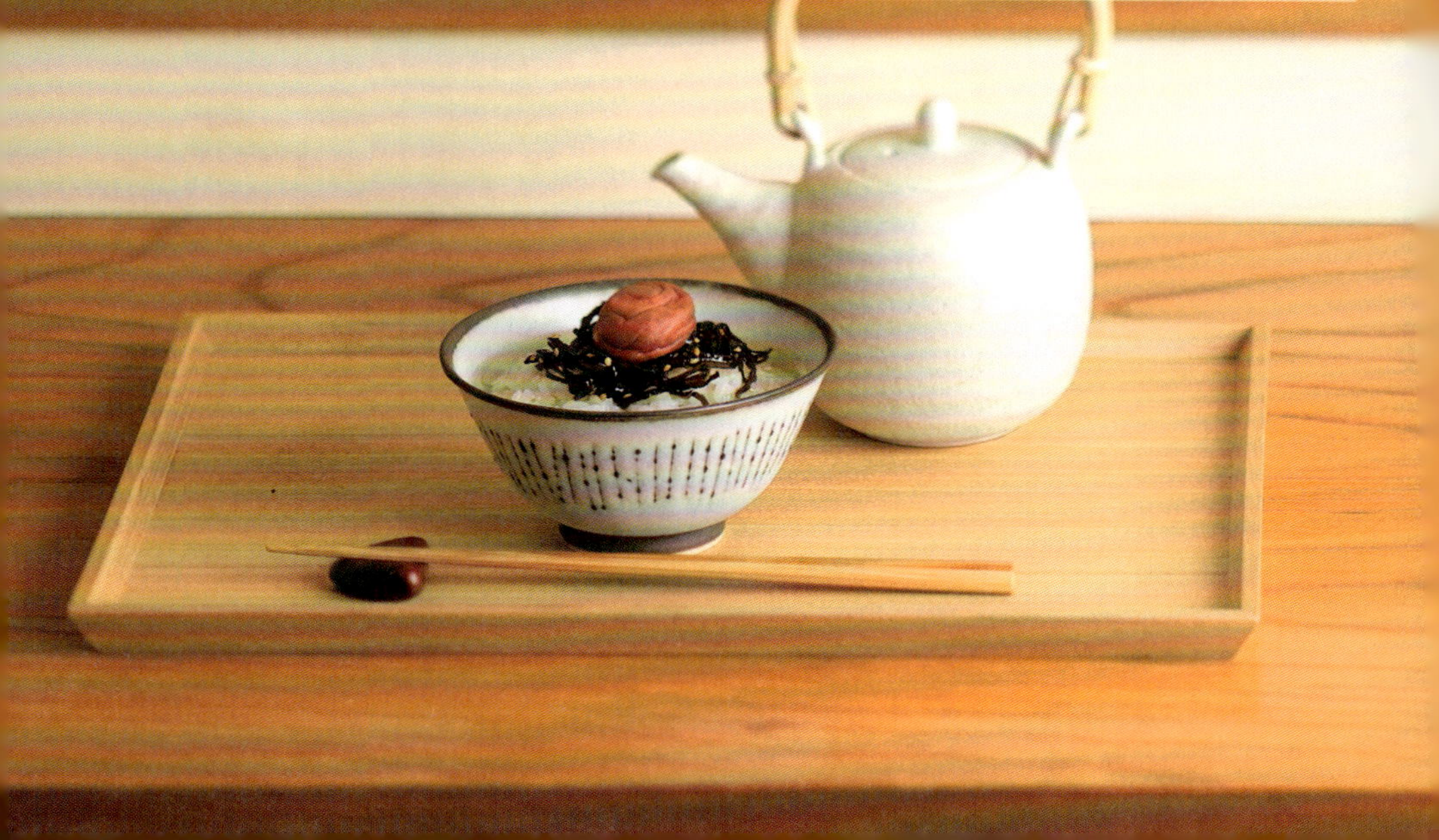

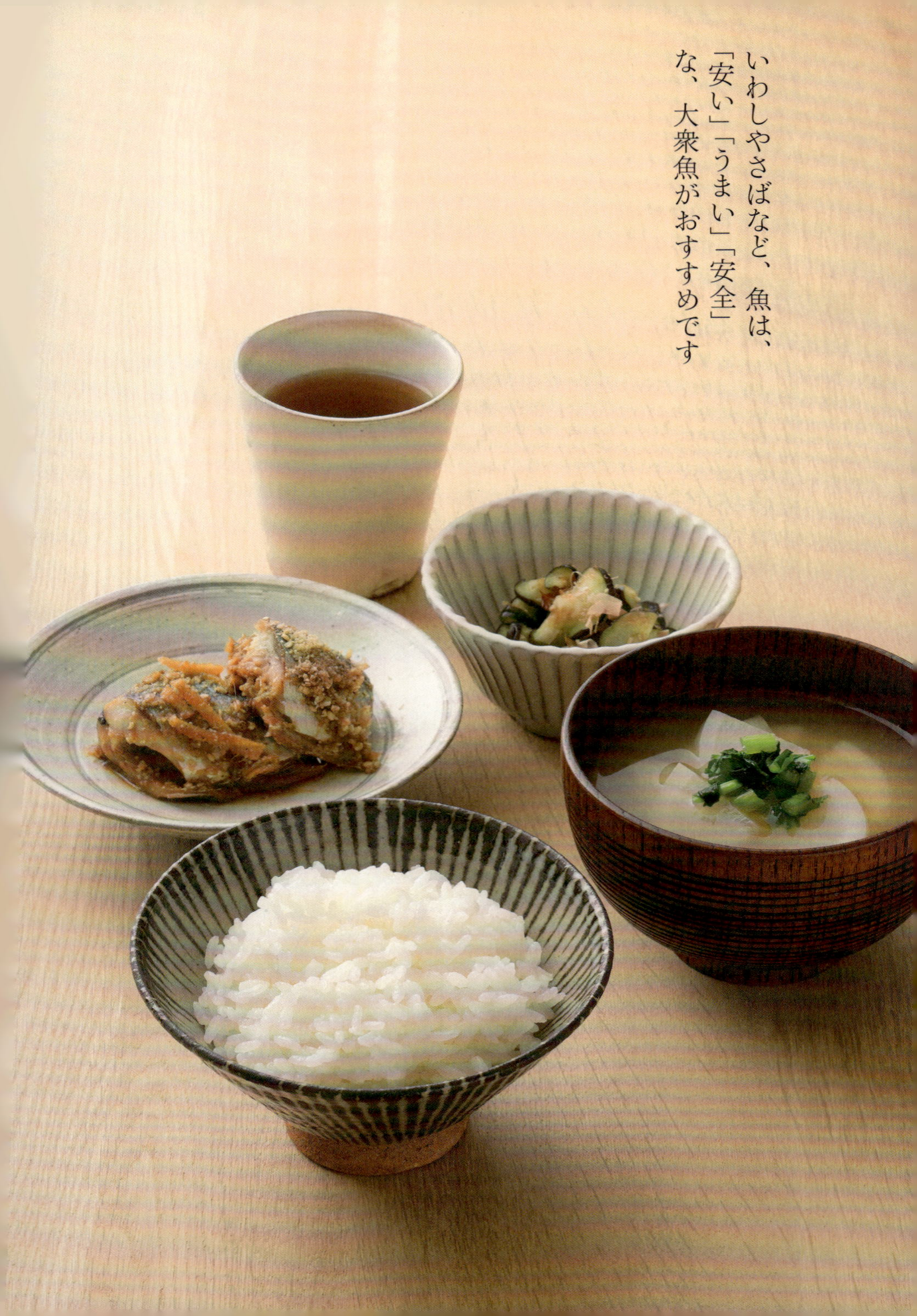

いわしやさばなど、魚は、
「安い」「うまい」「安全」
な、大衆魚がおすすめです

1. いわしのごま煮夜定食

献立

・ごはん　・みそ汁（かぶ、かぶの葉）　・なすの塩もみ
・いわしのごま煮　・ほうじ茶

なすの塩もみ

材料（2人分）

なす…１本
塩・削り節…各少々

作り方

①なすは縦に半分に切って小口から薄切りにし、塩をふってもみます。
②しんなりしたら水気を絞り、削り節をまぶします。

いわしのごま煮

材料（2人分）

いわし（大）…１尾
水…100cc

［調味料］
しょうゆ…大さじ 1½
酒…大さじ２
みりん・砂糖…各大さじ１
白すりごま…大さじ 1½
生姜…10g

作り方

①いわしは頭と尾を落として内臓を除き、洗って水気をふいて４つに切ります。生姜はせん切りにします。
②鍋に水と調味料を合わせて火にかけ、ひと煮立ちしたら一旦火を止めます。
③いわしを並べ入れてせん切りにした生姜を散らし、落し蓋をして中火にかけ、煮立ったら少し火を弱めます。途中で煮汁をいわしにかけながら 10 ～ 15 分ほど煮ます。
④煮汁が少なくなったら、白すりごまを全体にふり入れ煮汁を絡めて火を止めます。

ちらし寿司はおかずいらず。
おかずをつくる手間いらず。
酢の香りでごはんを食べる、
昔ながらの知恵です

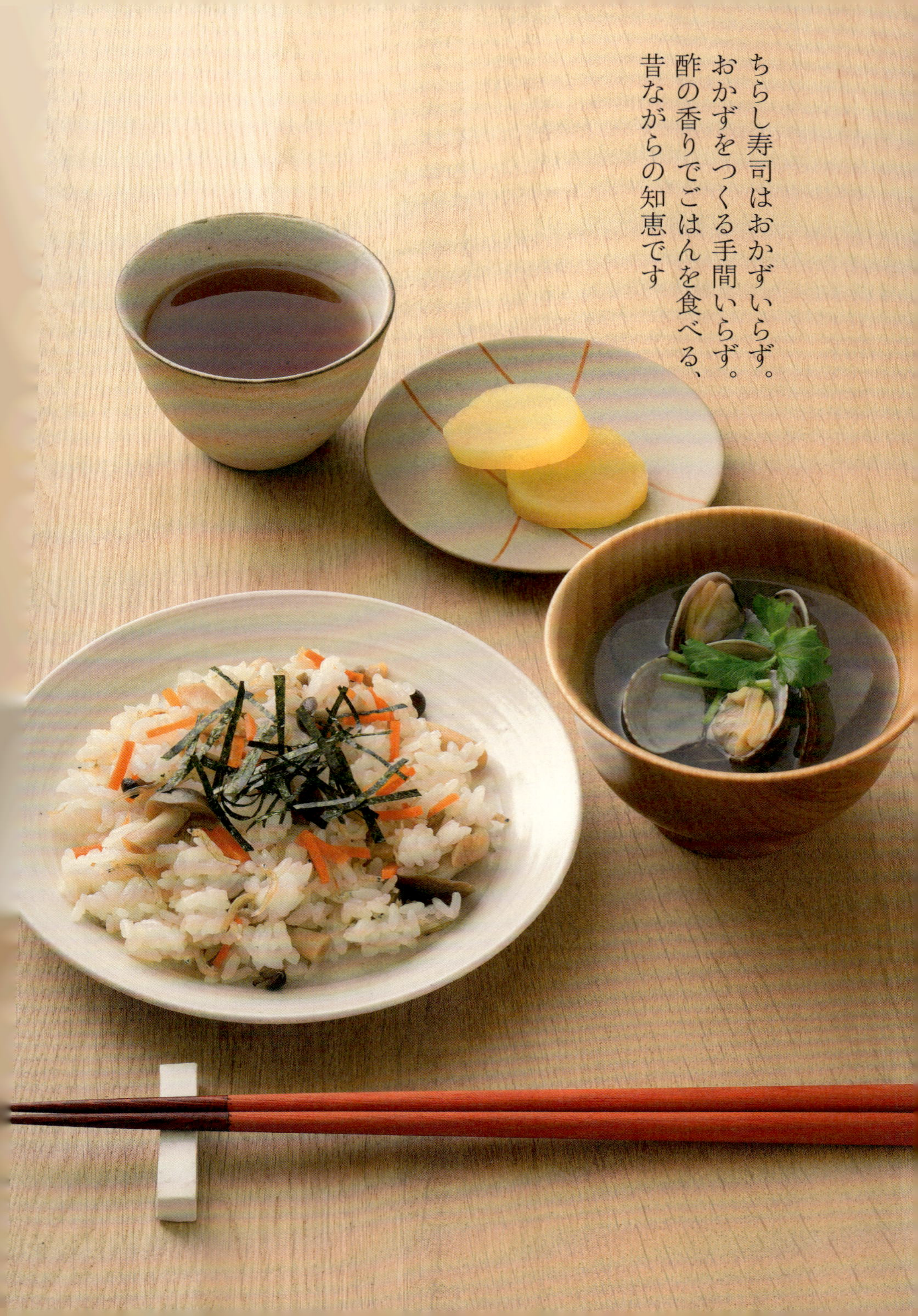

2. さっぱりじゃこちらしと潮汁

献立

・じゃこのちらし寿司　・あさりの潮汁　・たくあん　・ほうじ茶

じゃこのちらし寿司

材料（2人分）

温かいご飯…200g
[酢飯の調味料]
　酢…大さじ 1½
　砂糖…小さじ 1
　塩…少々
ちりめんじゃこ…大さじ 1
にんじん…1cm
しめじ…½ パック
しょうゆ・みりん…各小さじ 2
水…大さじ 2
焼きのり…¼ 枚

作り方

①酢飯の調味料を合わせてよく溶かしておきます。温かいご飯に回しかけて切るように混ぜ、酢飯をつくります。
②にんじんは細切りに、しめじは石づきを落として長さを半分に切りほぐします。
③小鍋に②とちりめんじゃこを入れ、水大さじ２としょうゆ、みりんを加え、蓋をして中火にかけ、汁気がなくなるまで煮ます。
④酢飯に③を加えてさっくりと混ぜ皿に盛り、刻んだ焼きのりを散らします。

あさりの潮汁

材料（2人分）

あさり…150g
水…1.5 カップ
昆布…5 cm
酒…大さじ 1½
塩…小さじ ¼
しょうゆ…少々
三つ葉…4 本

作り方

①あさりは海水より薄い塩水につけ、冷暗所に２～３時間置いて砂出しします。
②鍋に水と昆布を入れて 30 分以上おきます。
③あさりを両手でとぎ洗いし②の鍋に入れ、酒を加えて中火にかけ、沸騰したら火を弱めて口の開いたあさりからとり出してお椀に入れます。
④鍋の汁に塩としょうゆを加えて味を調え、あさりを入れた椀に注ぎ、2 cm 長さに切った三つ葉を散らします。

食生活は副食よりも
「主食の充実」が大切。
ごはんに豆や雑穀をいれるのは、
たいへんにいいことです

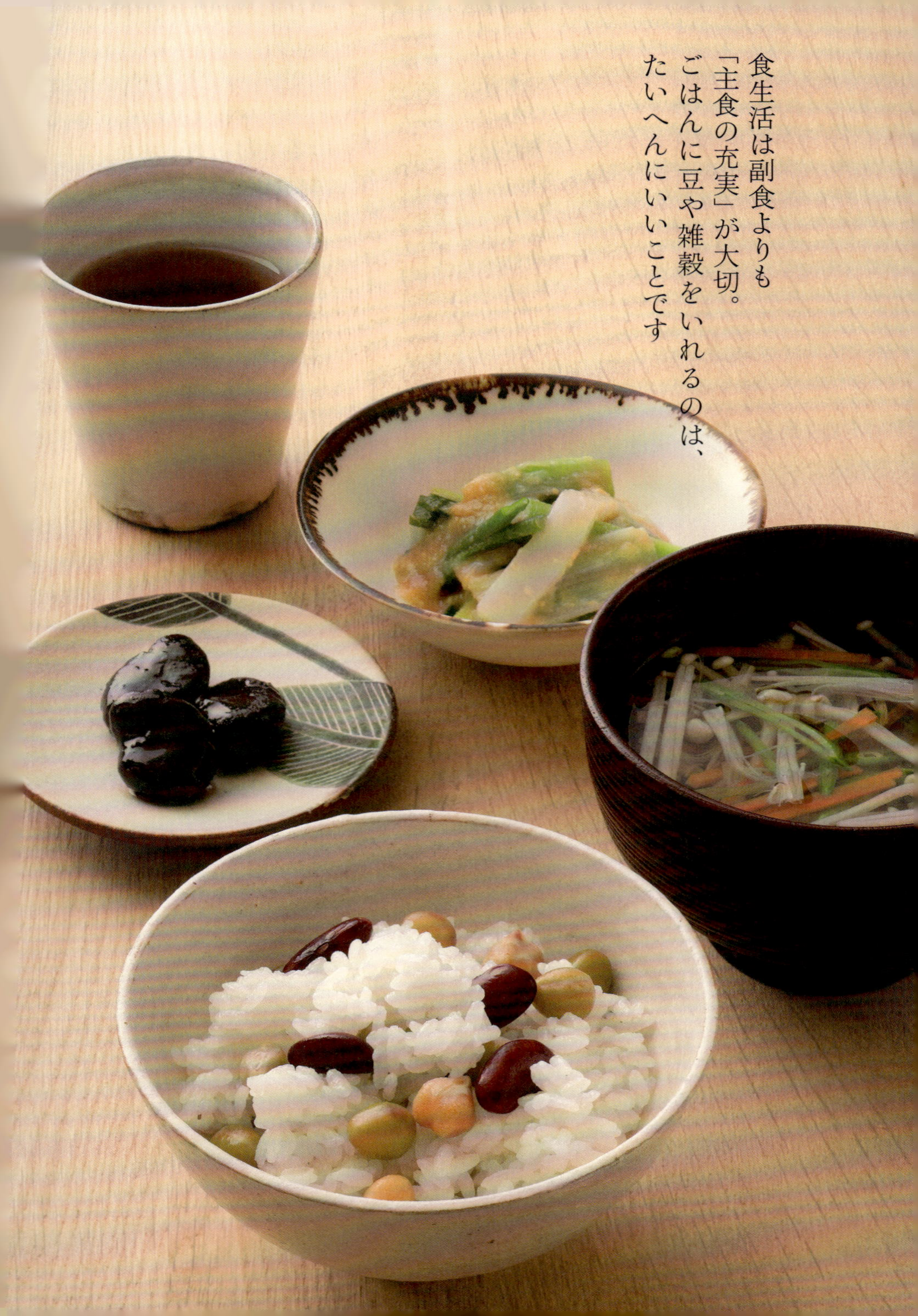

3. いかのぬたとほっこり豆ごはん

献立

・豆ごはん　・せん切り野菜のお吸い物
・いかとわけぎのぬた　・煮豆（お多福豆：市販）　・ほうじ茶

豆ごはん

材料（2人分）

温かいご飯…200g　ミックスビーンズ…50g　塩…少々

作り方

①ご飯にミックスビーンズと塩を加え、さっくり混ぜて器に盛ります。

せん切り野菜のお吸い物

材料（2人分）

だし汁…1.5 カップ
えのき（大）…¼ パック
にんじん…⅙ 本
絹さや…3 枚
[調味料]
塩…小さじ ½
しょうゆ…小さじ ½

作り方

①えのきは根元を落とし長さを半分に切ってほぐします。にんじんはせん切りに、絹さやは筋をとって斜めのせん切りにします。
②鍋にだし汁と①のえのき、人参を入れて火にかけ、煮立ったら調味料を加えて火を弱め、人参の歯応えが残る程度に 2 ～ 3 分煮ます。
③絹さやを加えてひと煮立ちさせて火を止め、お椀に盛ります。

＊だし汁はだしパックなどを利用して多めにひいておき、冷蔵庫で保管しておくと便利。

いかとわけぎのぬた

材料（2人分）

刺身用いか…1 人前
わけぎ…3 本
[酢みそ]
みそ…大さじ 1
酢・砂糖…各小さじ 2
ねりからし…少々

作り方

①わけぎは沸騰した湯に根元の白い部分から入れてゆで、やわらかくなったら緑の部分も入れてさっとゆで、ざるに上げて冷まします。
②わけぎの水気を絞ってまな板の上に置き、緑の部分を包丁でしごいてぬめりを出します。3cm の長さに切って、もう一度水気を絞ります。
③酢みその調味料を合わせて混ぜ、わけぎといかを和えて器に盛ります。

暑い日でも
少し疲れている日でも
水分の多い豆腐で
ごはんが食べやすくなる
「工夫」の献立です

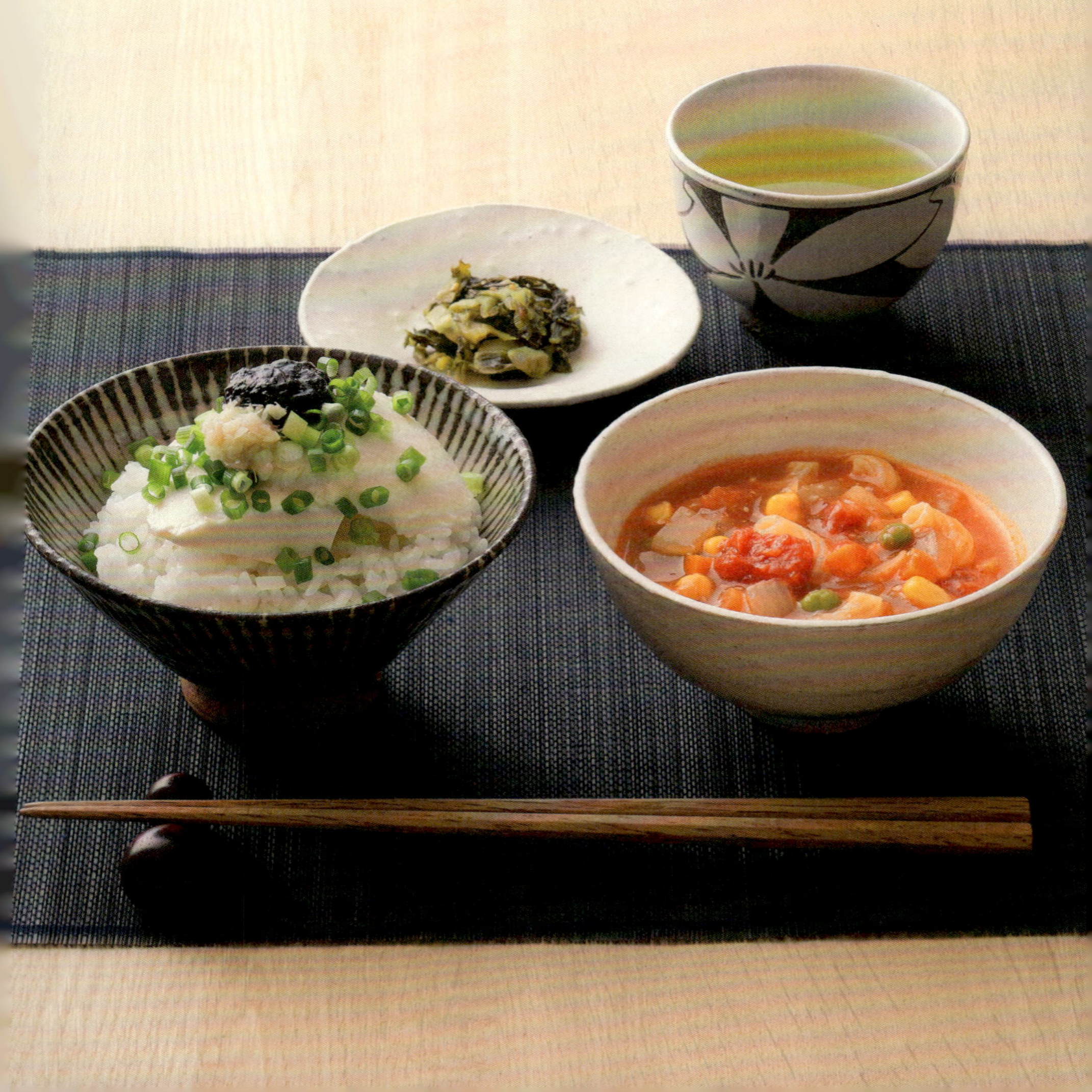

4.　元気がでるトマトスープと豆腐丼

献立

・豆腐丼　・マカロニのトマトみそスープ　・高菜漬け
・緑茶

豆腐丼

材料（2人分）

温かいご飯…1 膳分
豆腐…150g
生姜…10g
のりの佃煮…小さじ 4
万能ねぎ…少々
しょうゆ…少々

作り方

①ご飯を 2 つの茶碗に盛り、水切りした豆腐を半分ずつスプーンですくい、それぞれのご飯の上にのせます。
②豆腐にしょうゆを回しかけ、その上におろし生姜とのりの佃煮をのせ、万能ねぎの小口切りを散らします。

マカロニのトマトみそスープ

材料（2人分）

マカロニ（早ゆでタイプ）…10g
玉ねぎ…½ 個
ミックスベジタブル…大さじ 2
トマト水煮缶…80g
水…1.5 カップ
塩…少々
みそ…小さじ 2
油…適量

作り方

①玉ねぎは 1cm 角に切ります。
②鍋に油を熱して玉ねぎを入れ、塩をふって炒めます。少し透き通ってきたらミックスベジタブルを加えて軽く炒め、トマトの水煮缶と水を加え、ふたをして中火で 2 ～ 3 分煮ます。
③マカロニを加えて 1 分 30 秒煮たらみそを加えてひと煮立ちさせて火を止めます。

お茶は緑茶にこだわらず、
ほうじ茶、だし汁、
お湯でもＯＫ。
夏は氷でもいいでしょう

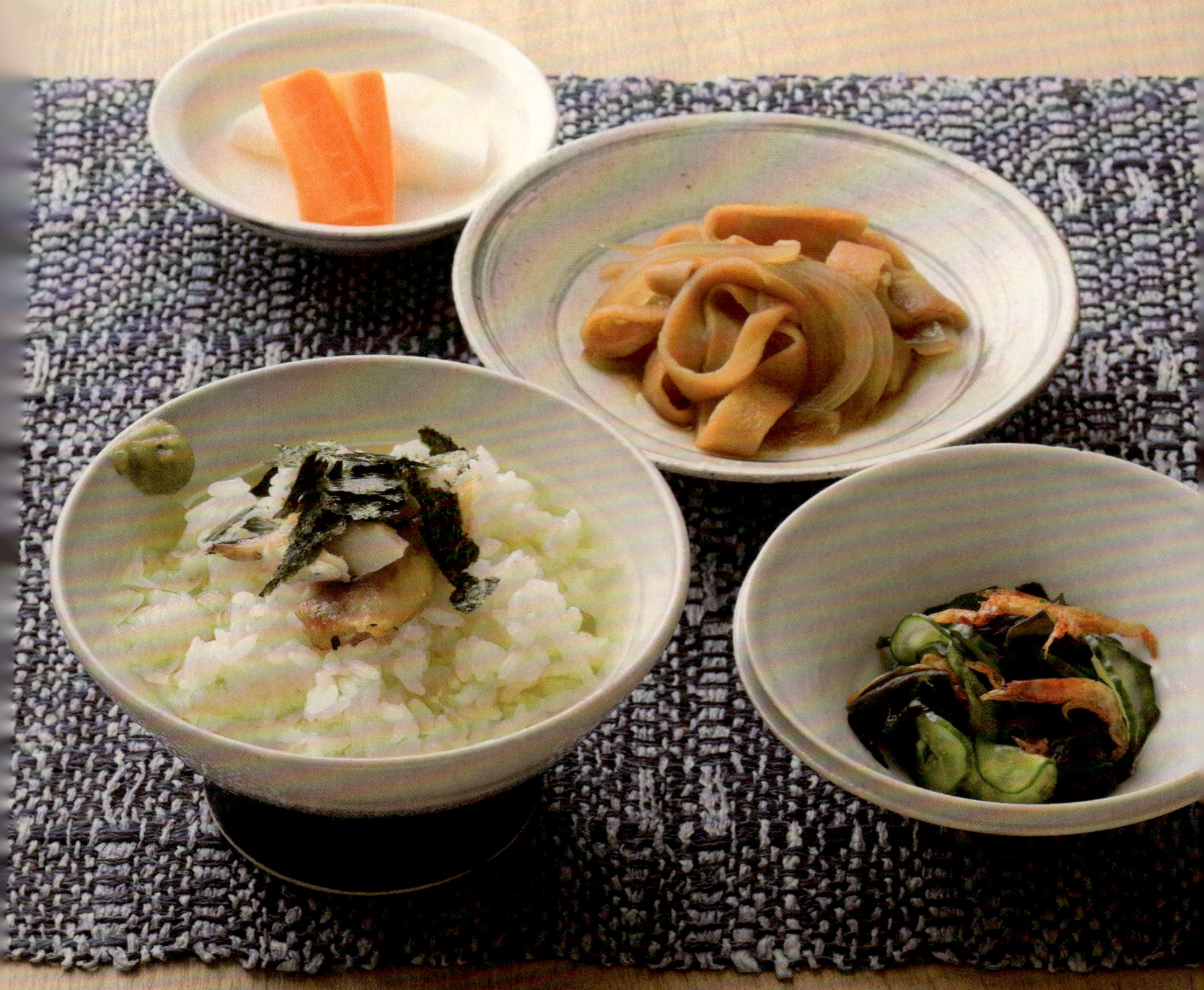

5. 鯵の干物茶漬け夜定食

献立

・鯵の干物茶漬け　・ぬか漬け（大根・人参：市販）
・板麩と玉ねぎの甘辛煮　・わかめと桜えびの酢の物

鯵の干物茶漬け

材料（2人分）

温かいご飯…1 膳分
鯵の干物…½ 尾
わさび…適量
焼きのり…¼ 枚
緑茶…適量

作り方

①ご飯を茶碗によそいます。
②鯵の干物は焼いてから骨を除いてほぐし、ご飯の上にのせます。
③わさびとちぎった焼きのりものせて緑茶を注ぎます。

板麩と玉ねぎの甘辛煮

材料（2人分）

きざみ板麩…8g
玉ねぎ…¼ 個
だし汁…80cc
[調味料]
　みりん・しょうゆ…各小さじ 2

作り方

①鍋にだし汁と調味料を入れて板麩を浸し、やわらかくなってきたら火にかけます。
②煮立ったら玉ねぎの薄切りを加えて蓋をし、煮えたら火を止めます。

わかめと桜えびの酢の物

材料（2人分）

カットわかめ…2g
きゅうり…½ 本
桜えび（乾燥）…3g
塩…少々
[調味料]
　酢…大さじ 1⅓
　砂糖…小さじ 1
　しょうゆ…小さじ 2
　だし汁…大さじ 1
　塩…少々

作り方

①調味料をボールに合わせ、カットわかめと桜えびを浸しておきます。
②きゅうりを薄い小口切りにし、塩少々をまぶしてしばらく置き、しんなりしたら水気を絞り、①に加えて全体を和えて器に盛ります。

「冷や汁」は
宮崎県の名物。
暑い地方の知恵です

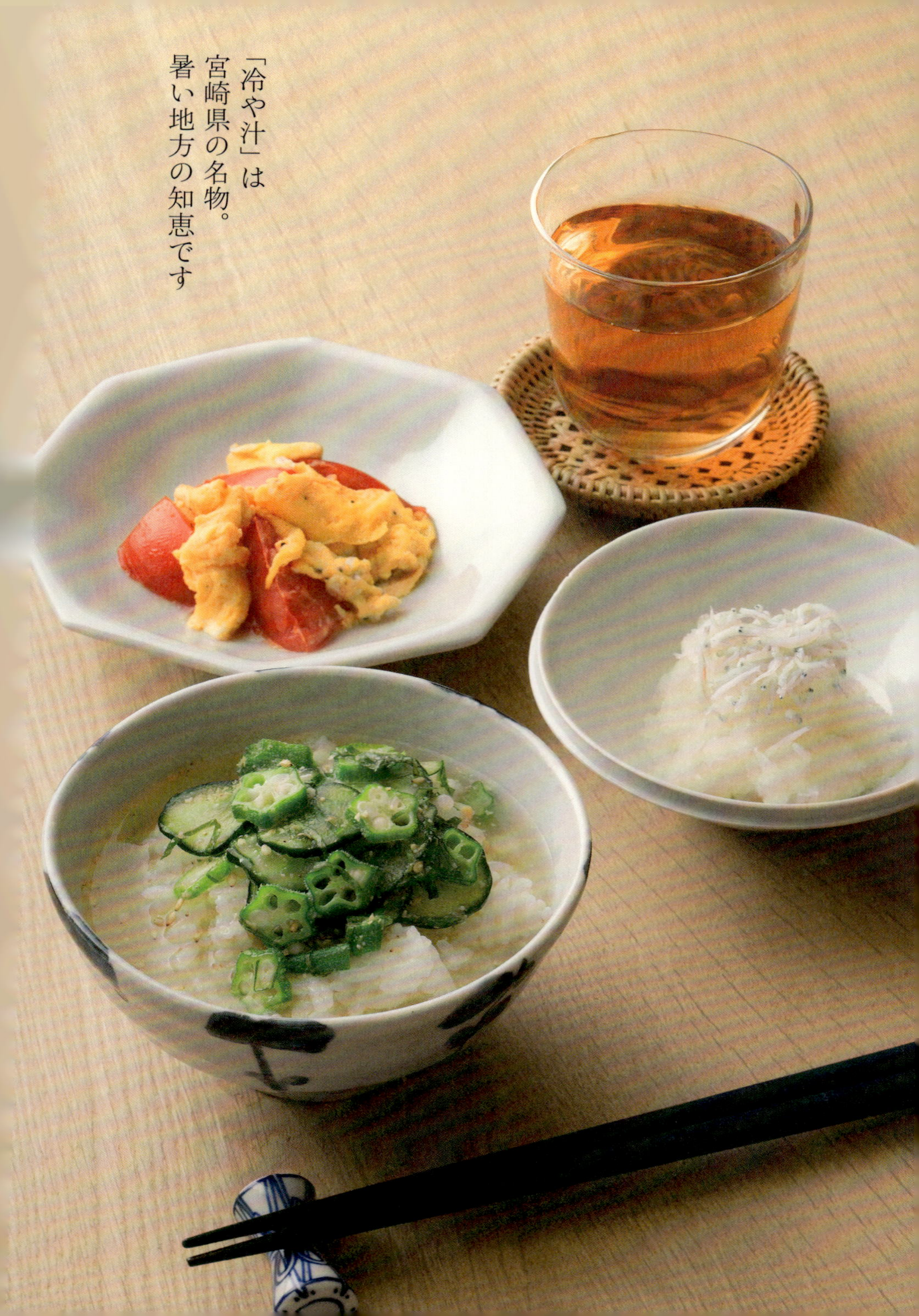

6. さらっと冷や汁とトマト炒め

献立

・冷や汁かけごはん　・しらすおろし
・トマトと卵の炒めもの　・冷たいほうじ茶

冷や汁かけごはん

材料（2人分）

ごはん…1膳分
きゅうり…½本
オクラ…2本
大葉…2枚
みそ…大さじ1½
白すりごま…大さじ1
冷水…200cc
塩…少々

作り方

①きゅうりは塩で板ずりして、そのまま薄い小口切りにし、塩少々を振ってもみ、冷蔵庫で冷やしておきます。
②オクラは塩少々をまぶして産毛をこそげ取り、そのまま熱湯に入れてゆで、ざるに上げて冷まします。冷めたら薄い小口切りにします。
③大葉はせん切りにして水に放ってあくを抜き、ギュッと絞って細かく切ります。
④ボールにみそを入れ、白すりごまを加えて混ぜます。冷水を少しずつ加えて溶かします。
⑤④に水気を絞ったきゅうりとオクラ、大葉を加えてよく混ぜ、冷や汁をつくります。
⑥茶碗にごはんをよそい、上から冷や汁をかけます。

トマトと卵の炒めもの

材料（2人分）

トマト…½個
卵…1個
塩・こしょう…各少々
油…適量

作り方

①トマトはくし型に4つに切ってから半分に切ります。卵は溶いておきます。
②フライパンに油を熱してトマトを強火で炒めて塩・こしょうをふり、溶き卵を加えて大きく混ぜてふんわりしたら火を止めます。

「お粥」はちょっと手間がかかりますが、
「おじや」は簡単につくれるのが利点です

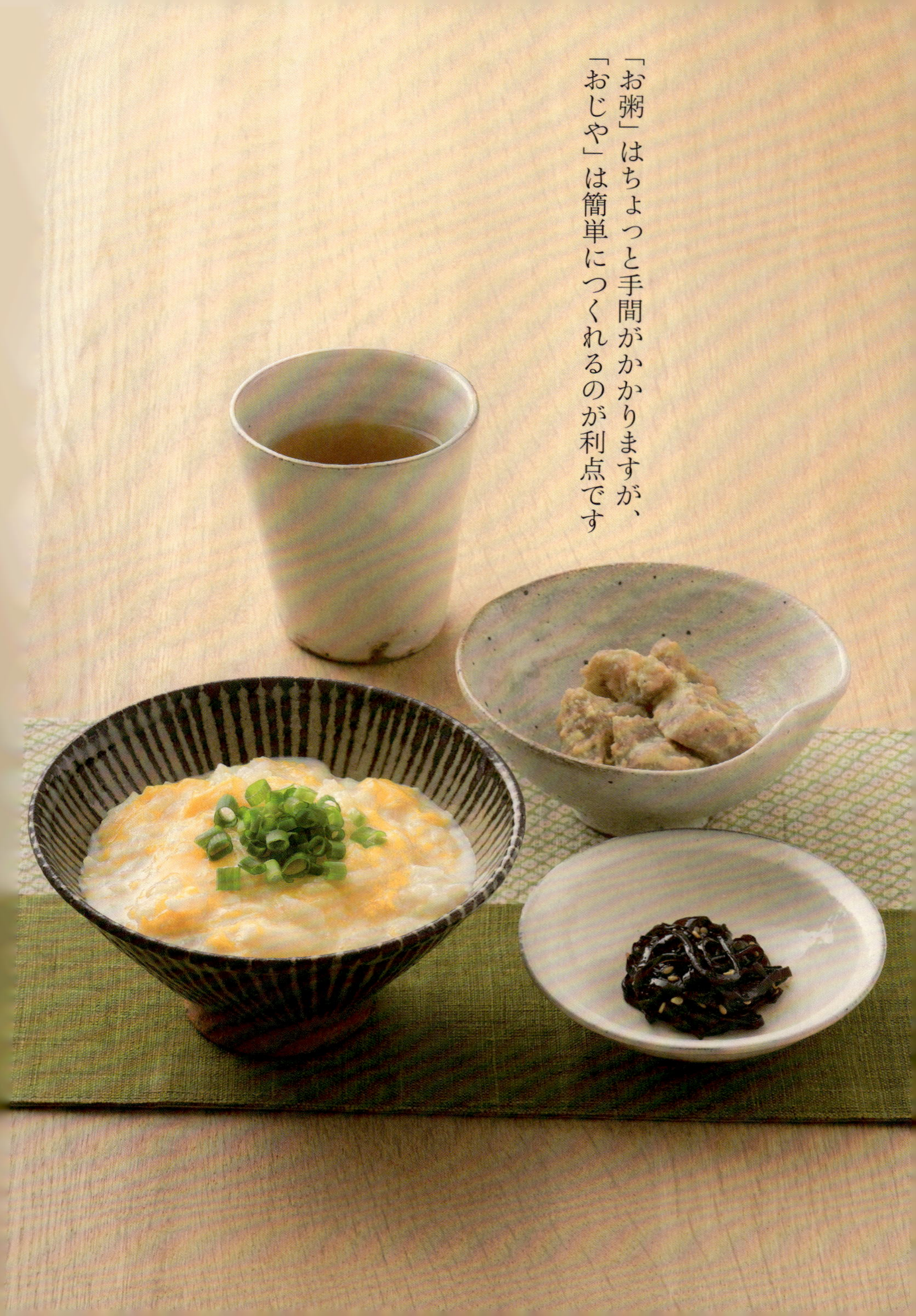

7.　豆乳おじやのヘルシー定食

献立

・豆乳おじや　・昆布の佃煮（市販）
・こんにゃくのごま味噌煮　・ほうじ茶

豆乳おじや

材料（2人分）

ごはん…１膳分
豆乳（無調整）…１カップ
水…１カップ
卵…１個
万能ねぎ…少々
塩…少々

作り方

①鍋に豆乳と水を入れて火にかけます。卵は溶いておきます。
②沸騰してきたらご飯を入れてほぐし、塩を加えて味を調えます。
③溶き卵を回し入れてふたをし、火を止めます。
④卵が半熟になったら器によそい、万能ねぎの小口切りを散らします。

こんにゃくのごま味噌煮

材料（2人分）

こんにゃく…⅓枚
だし汁…120cc
酒・みりん…各小さじ1½
砂糖…少々
みそ…大さじ½
しょうゆ…小さじ⅓
白ねりごま…小さじ１

作り方

①こんにゃくは一口大にちぎって５～６分下ゆでし、水気をきります。
②鍋でこんにゃくをから煎りし、だし汁、酒、みりん、砂糖を加えて３～４分煮たらみそを加え、煮汁が少なくなってきたらねりごまとしょうゆを加えてよく混ぜ、全体に絡めるように煮上げます。

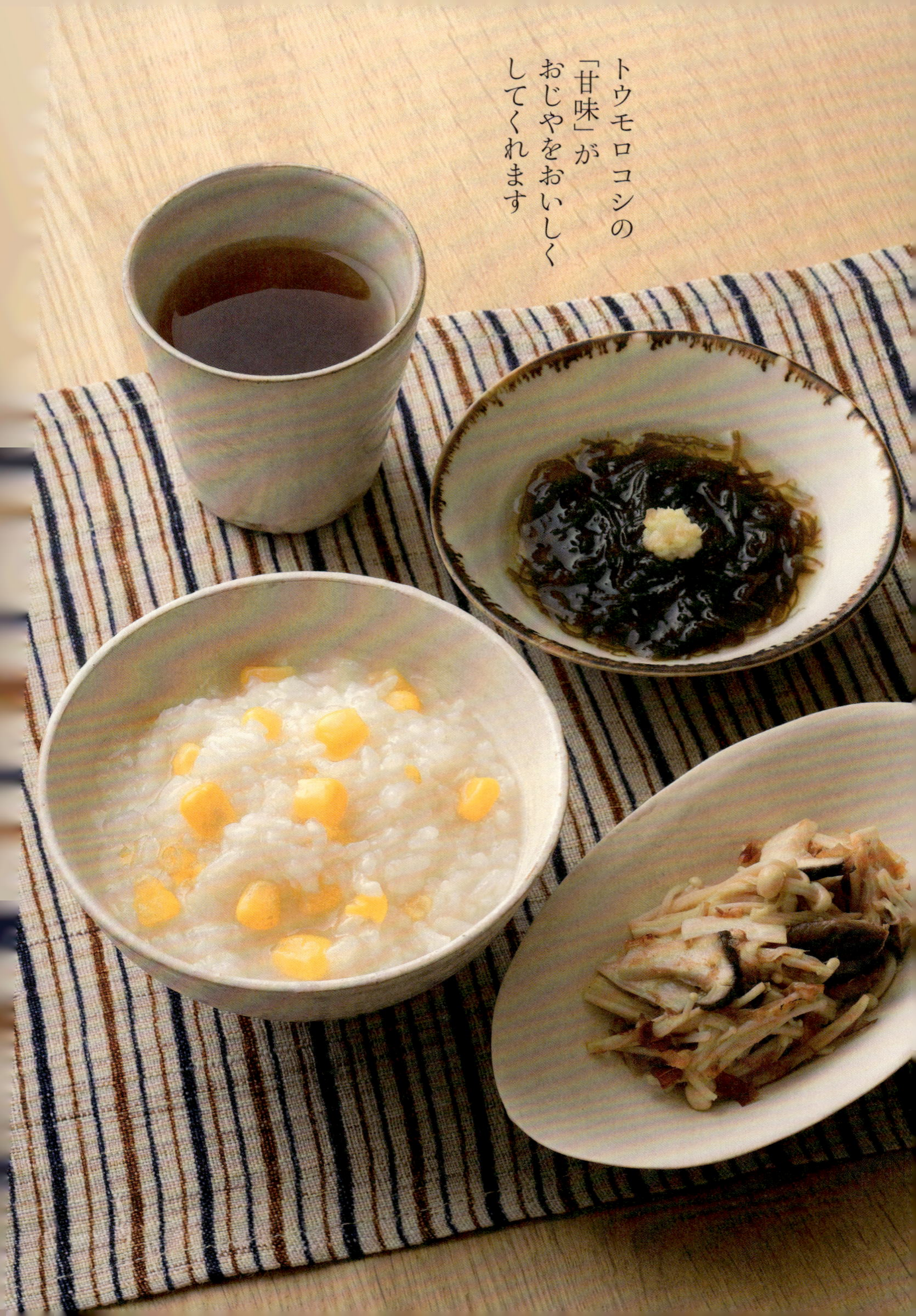

トウモロコシの
「甘味」が
おじやをおいしく
してくれます

8. ふんわりトウモロコシおじや

献立

・トウモロコシのおじや　・きのこのからし和え
・モズク酢（市販）　・ほうじ茶

トウモロコシのおじや

材料（2人分）

ご飯…1 膳分
水…2 〜 2.5 カップ
ホールコーン（缶詰）…大さじ 3

作り方

①鍋にご飯と水を入れ、コーンを加えて蓋をし火にかけます。
②沸騰したら火を弱めて 12 〜 13 分煮、火を止めて 4 〜 5 分蒸らしてから器に盛ります。

きのこのからし和え

材料（2人分）

エリンギ…1 本
えのき（大）…⅓ パック
削り節…2g
ねりからし・しょうゆ…各適量

作り方

①エリンギは縦に半分に切って長さを 3 等分にし、薄切りにします。えのきは根元を落として長さを半分に切り、ほぐします。
②①のきのこを熱湯でサッとゆで、ざるに上げて冷まします。
③ボールにねりからしとしょうゆを入れてよく溶き合わせ、冷めたきのこを加え、削り節を振り入れて全体をよく混ぜます。

たかが「おかゆ」、
されど「おかゆ」。
きちんとつくると
おいしさが違います

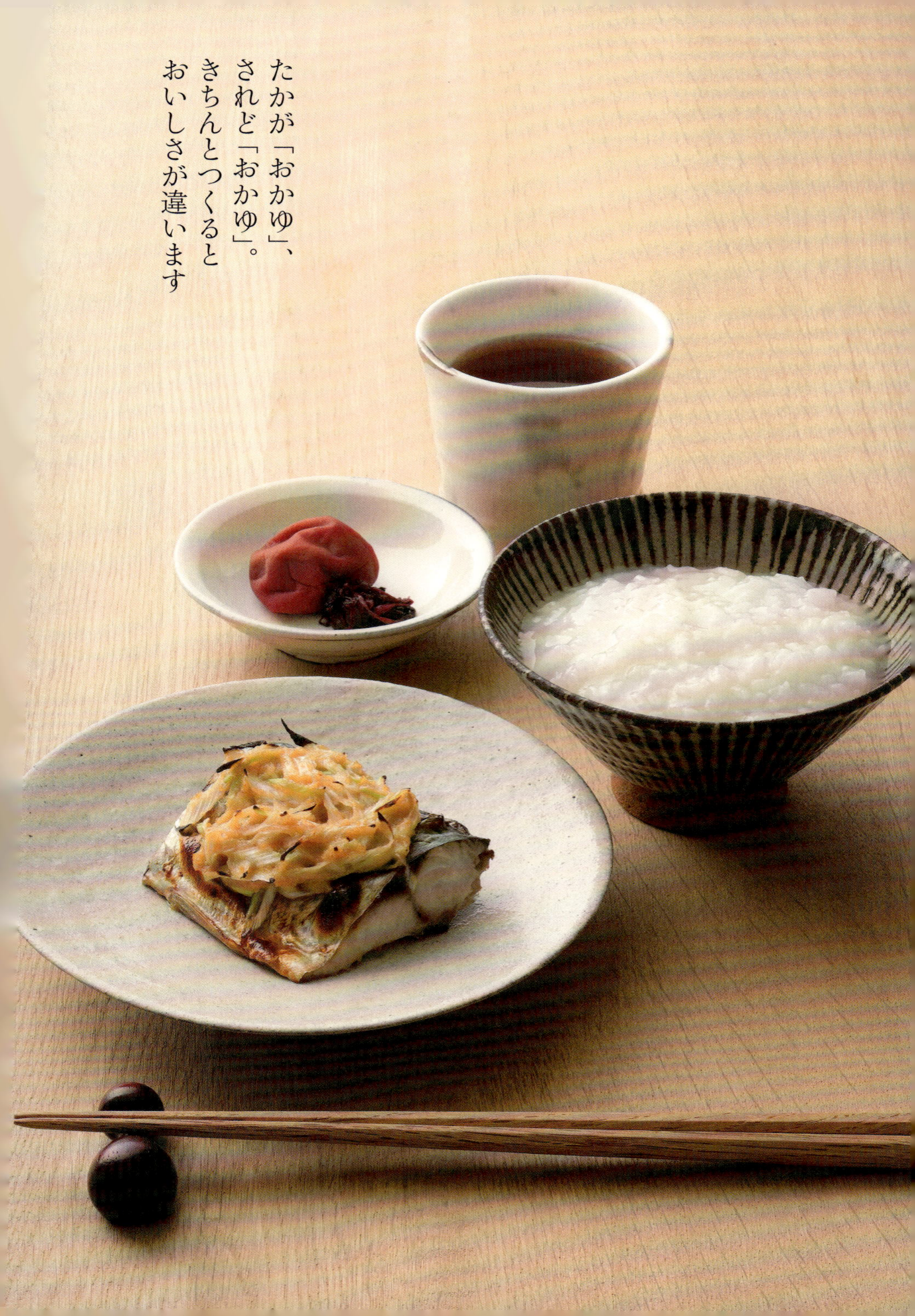

9.　鯖のみそ焼きおかゆ定食

献立

・白がゆ　・梅干し　・鯖のねぎみそ焼き　・ほうじ茶

白がゆ

材料（2人分）

米…60cc
水…420cc

作り方

①米は研いで水気をきり、鍋に入れて分量の水を加えます。
②鍋を火にかけ、煮立つまでは強めの中火で熱します。
③沸騰したら一度かき混ぜ、吹きこぼれないように蓋をずらし、ふつふつ煮立つ程度の火加減で 25 ～ 30 分炊きます。
④ふたを戻して 10 分蒸らします。

鯖のねぎみそ焼き

材料（2人分）

鯖（半身）…⅓切れを２切れ
長ねぎ…⅕本
生姜…5g
みそ…大さじ１
酢・みりん…各小さじ１

作り方

①長ねぎは縦半分に切ってから斜め薄切りに、生姜はみじん切りにします。
②みそに酢とみりんを加えて溶きのばし、長ねぎと生姜を加えて混ぜ合わせます。
③鯖は両面を魚焼きグリルで焼いて火を通します。皮の面に②のねぎみそをのせて、みそに焦げ目がつくくらいまでもう１度焼きます。

夜遅い時間に餅は食べにくいものですが、
「スライス餅」なら調理も早く
食べやすいのでおすすめです

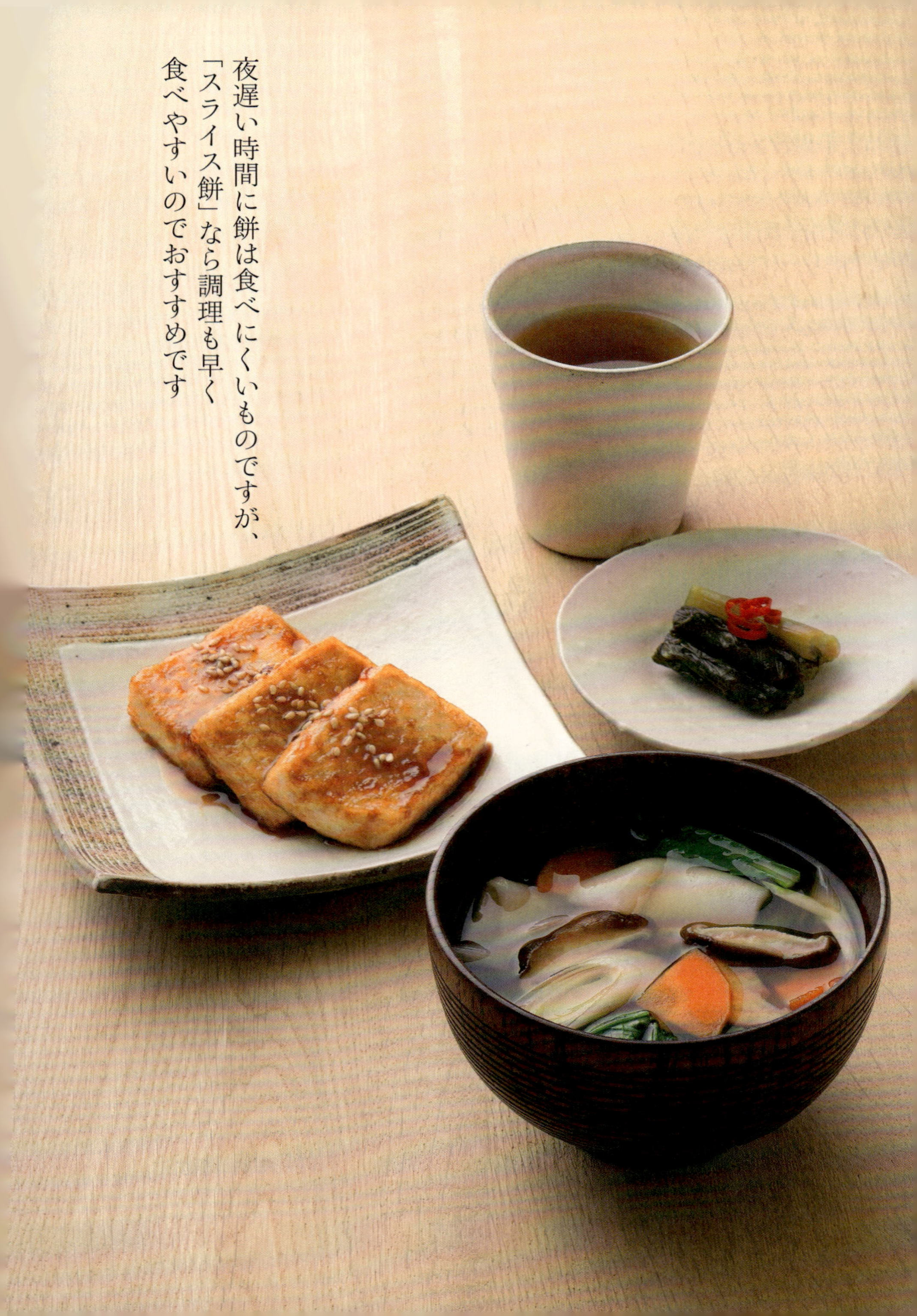

10.　やさいのお雑煮と豆腐の照り焼き

献立

・やさいともちのお雑煮　・野沢菜漬け　・豆腐の照り焼き
・ほうじ茶

やさいともちのお雑煮

材料（2人分）

スライス餅…６枚
にんじん…2cm
小松菜…１～２株
しいたけ…２枚
長ねぎ…10cm
だし汁…２カップ
酒・みりん…各小さじ２
しょうゆ…小さじ1½
塩…小さじ¼

作り方

①にんじんは薄いいちょう切りに、小松菜は3cm長さに切ります。しいたけは軸をとって薄切りに、長ねぎは斜め薄切りにします。
②鍋にだし汁とにんじん、酒、みりんを入れて火にかけます。
③にんじんがやわらかくなってきたら残りの野菜を加え、しょうゆと塩で味を調えスライス餅を加えて火を止めます。

豆腐の照り焼き

材料（2人分）

木綿豆腐…200g
片栗粉・油…各適量
白いりごま…少々
[調味料]
しょうゆ・みりん…各大さじ１
酢…小さじ１弱

作り方

①豆腐はペーパータオルに包んで重しをし、20分以上おいて水気をきります。1cmの厚さに切って片栗粉をまぶします。
②フライパンに油を熱し、豆腐の両面をカリカリに焼きます。
③一旦フライパンを火からおろして濡れぶきんにのせて粗熱をとり、調味料を加えます。再度熱して豆腐に調味料をからめます。
④豆腐の照り焼きを皿に盛って上から白いりごまを散らします。

「そば」と言っても、
太さはさまざまです。
遅い時間には、細いそばが
食べやすいでしょう

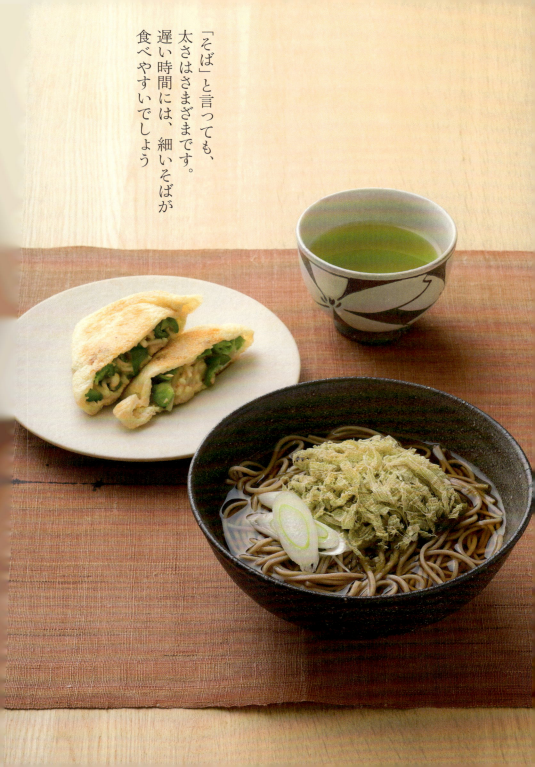

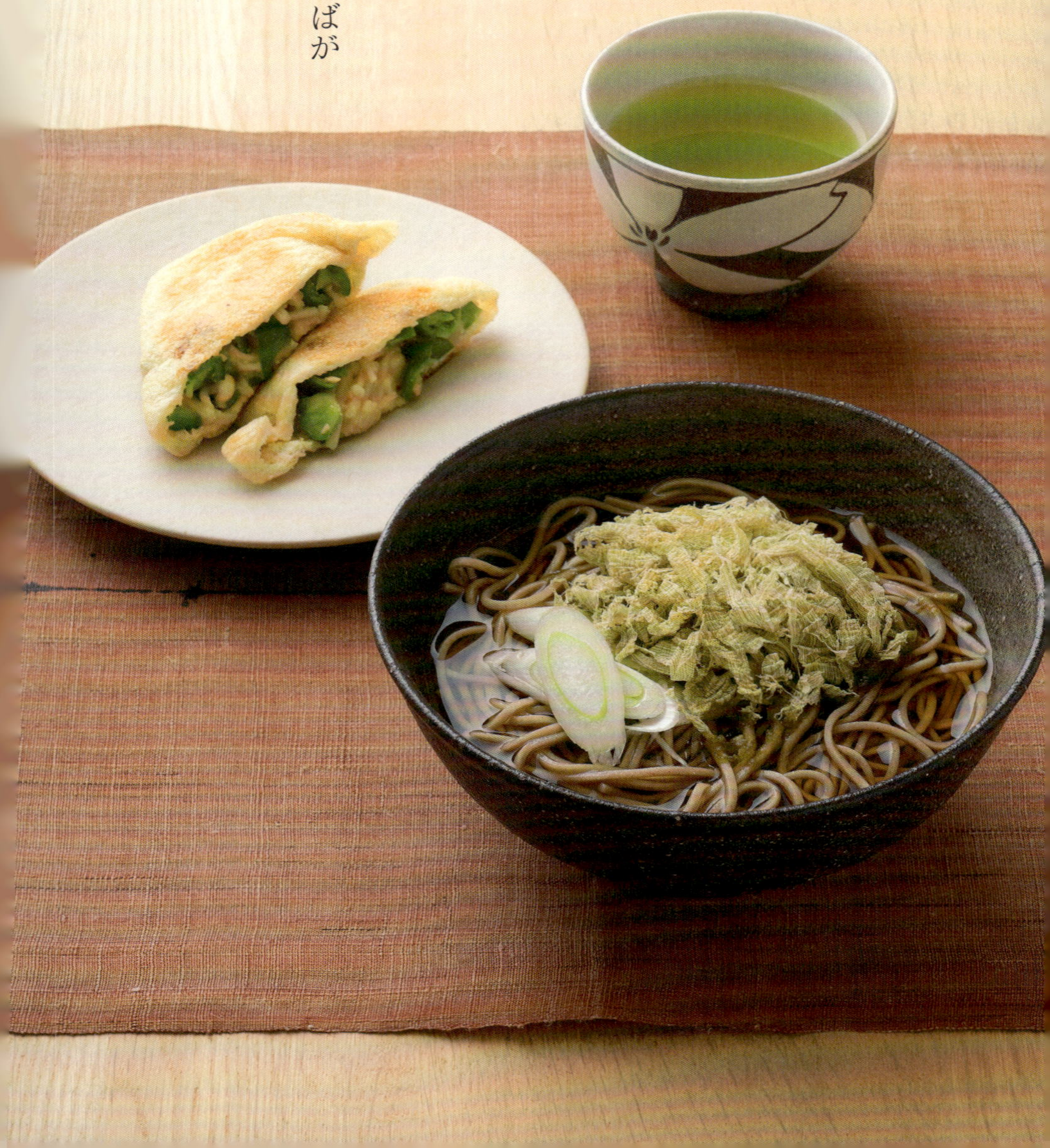

11. とろろ昆布そばと油揚げの袋焼き

献立

・とろろ昆布そば　・ピーマンとえのきの油揚げ袋焼き
・緑茶

とろろ昆布そば

材料（2人分）

そば（乾麺）…100g
とろろ昆布…6g
長ねぎ…8cm

[そばつゆ]
だし汁…2カップ
しょうゆ・みりん…各大さじ2

作り方

①鍋にそばつゆのだし汁を煮立てて、しょうゆ、みりんを加えて調味します。
②そばはたっぷりの湯で袋の表示通りにゆでて湯をきり、よく水洗いして水気をきって器に盛ります。
③そばつゆをかけて、斜め薄切りにした長ねぎと、とろろ昆布を乗せます。

ピーマンとえのきの油揚げ袋焼き

材料（2人分）

油揚げ…1枚
ピーマン…1個
えのき…⅕パック
みそ…小さじ1½

作り方

①油揚げは半分に切って袋に開きます。ピーマンは縦に半分に切って種とヘタを除いて太めのせん切りに、えのきは根元を落とし長さを3つに切ってほぐします。
②ボウルにピーマンとえのきを入れ、みそを加えてえのきが少ししんなりするまでよく混ぜます。
③②を半分量ずつ油揚げに詰め、口を楊枝でとめます。テフロン加工のフライパンに並べ、ふたをして中火にかけて焼き、焼き色がついたら裏返して裏面にも同様に焼き色がついたらとり出します。粗熱がとれたら斜めに半分に切って皿に盛ります。

あまりそばの風味が
感じられなくても、
「ごま」がごまかしてくれます

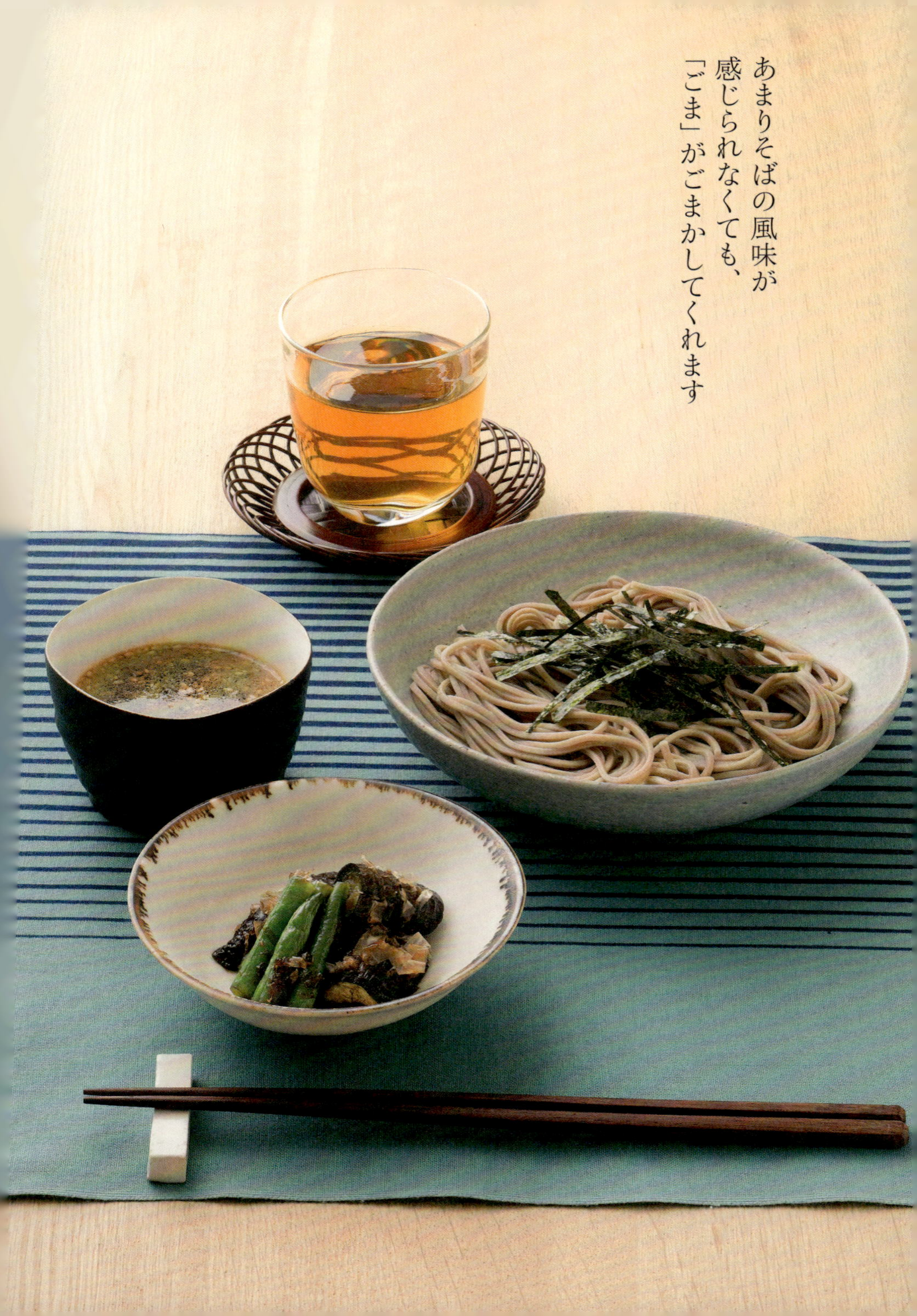

12.　ごまだれ蕎麦となすの田舎煮

献立

・ごまだれ蕎麦　・なすといんげんの田舎煮
・冷たいほうじ茶

ごまだれ蕎麦

材料（2人分）

そば（乾麺）…100g
焼きのり…¼枚

［ごまだれ］
だし汁…¾カップ
しょうゆ・みりん…各大さじ２½
砂糖…小さじ½
白すりごま…大さじ１

作り方

①ごまだれのだし汁と調味料を鍋に合わせて一度煮立てて火からおろし、よく冷やしてすりごまを加えます。
②そばはたっぷりの湯で袋の表示通りにゆでてざるにとり、よく水洗いして水気をきり、器に盛ります。
③そばに焼きのりを刻んでのせ、①のごまだれを添えます。

なすといんげんの田舎煮

材料（2人分）

なす…２本
さやいんげん…４本
削り節…2g

［煮汁］
だし汁…100cc
砂糖・みりん…各小さじ１
しょうゆ…小さじ２

作り方

①なすはへたを落として縦半分に切り、端から皮目に細かい切り込みを入れて長さ半分のところで切ります。いんげんは筋をとり3cm長さに切ります。
②鍋に煮汁を煮立て、なすを並べて落し蓋をし、７～８分煮たところでいんげんを加え、さらに４～５分やわらかくなるまで煮ます。
③火を止めて削り節を加えて全体を混ぜます。

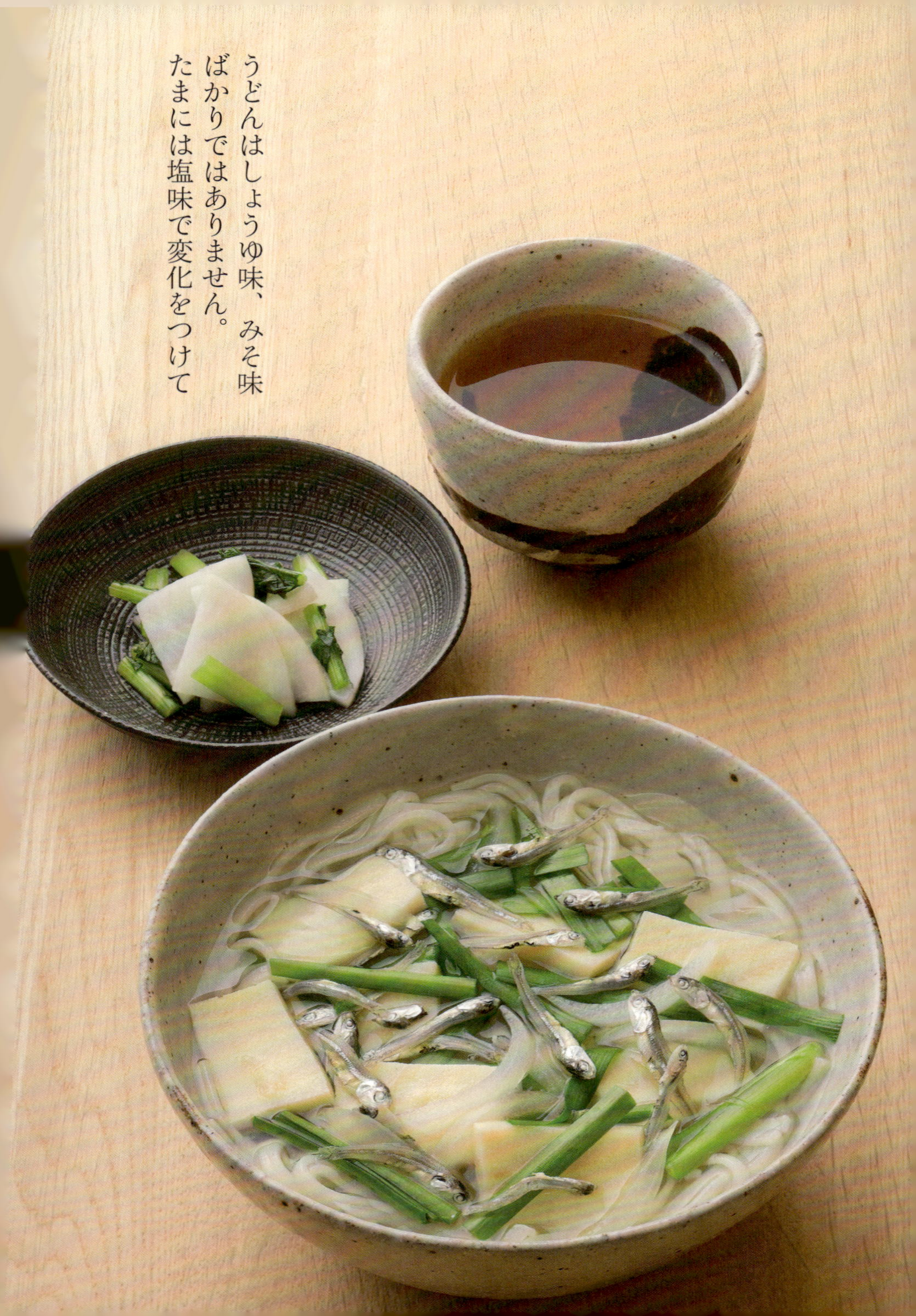

うどんはしょうゆ味、みそ味
ばかりではありません。
たまには塩味で変化をつけて

13. ほかほかにらうどんとかぶの甘酢

献立

・にらうどん　・かぶの甘酢漬け　・ほうじ茶

塩にらうどん

材料（2人分）

うどん（乾麺）…100g
食べる煮干し（小）…6g
水…２カップ
酒…大さじ１
塩…小さじ½
にら…¼把
玉ねぎ…¼個
高野豆腐…½枚

作り方

①にらは3cmの長さに、玉ねぎは薄切りにします。高野豆腐はさっと水にくぐらせて絞り、短冊に切ります。
②煮干しを鍋に入れて弱火でから煎りし、香りがたってきたら水を注いで弱火で煮出してだしをとり、玉ねぎと高野豆腐を加えて煮ます。
③うどんはたっぷりの湯で袋の表示通りにゆで、湯をよくきって器に盛ります。
④②を温め、にらを入れてさっと煮たら、うどんの上から注ぎます。

かぶの甘酢漬け

材料（2人分）

かぶ（大）…１個

［甘酢］
酢…大さじ1½
水…大さじ１
砂糖…小さじ１強
塩…少々

作り方

①かぶは薄いいちょう切りに、葉は1cmの長さに切ります。塩（分量外）を振ってよくもみ、重石をしてしんなりするまで置いておきます。
②甘酢の調味料をボールに合わせてよく溶き、甘酢をつくります。
③かぶの水気を固く絞って甘酢に入れ、30分以上漬け込みます。

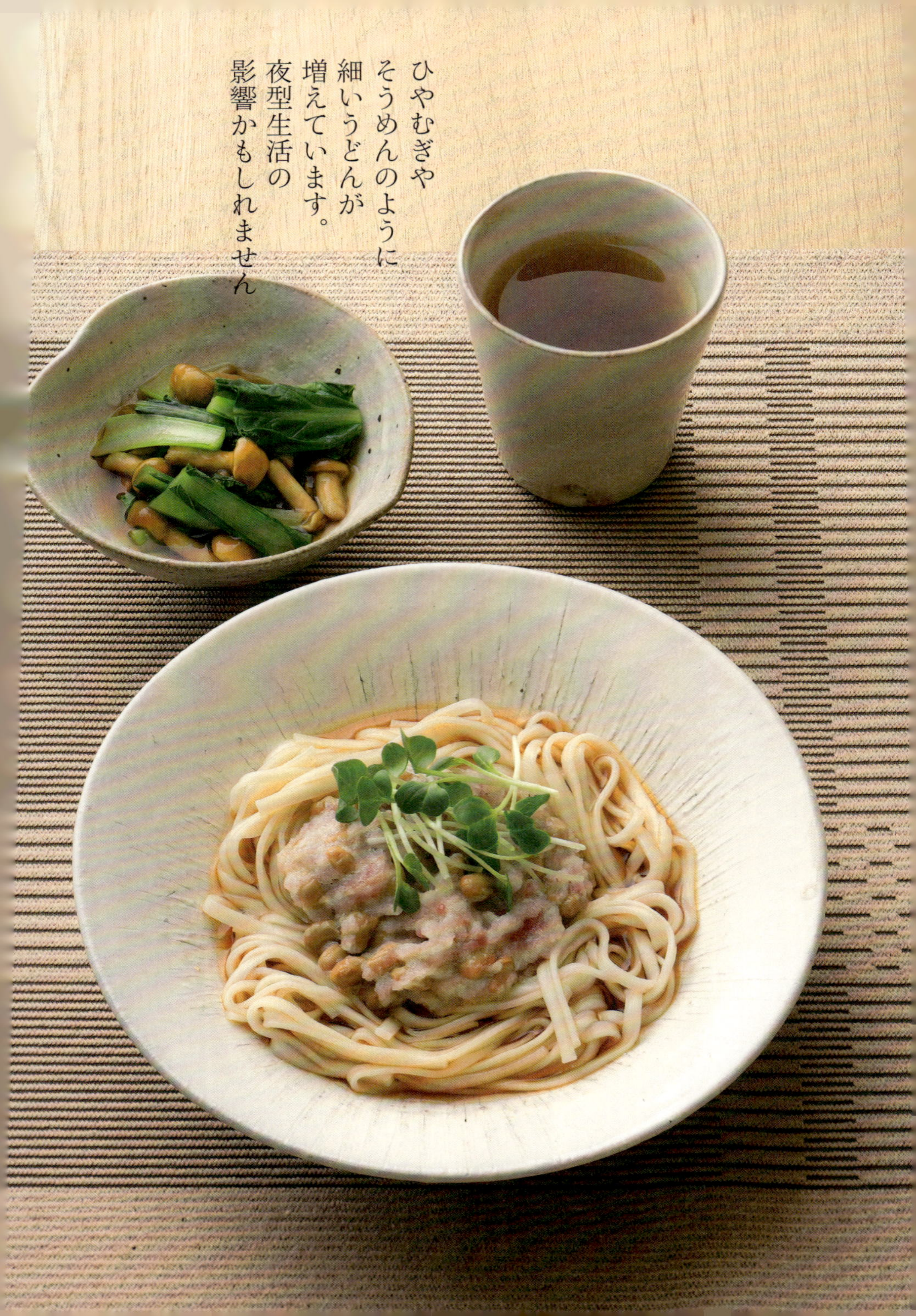

ひやむぎや
そうめんのように
細いうどんが
増えています。
夜型生活の
影響かもしれません

14. 冷やし梅おろし納豆うどん

献立

・冷やし梅おろし納豆うどん　・小松菜となめこの煮浸し
・ほうじ茶

冷やし梅おろし納豆うどん

材料（2人分）

うどん（乾麺）…100g
［めんつゆ］
　だし汁…180cc
　しょうゆ…大さじ１
　みりん…小さじ２
納豆…１パック
大根…5cm
梅干し（大）…１個
かいわれ大根…少々

作り方

①鍋にめんつゆの材料を合わせてひと煮立ちさせ、よく冷やしておきます。
②梅干しは種を除いて、包丁でたたきます。
③大根はおろして軽く水気をきり、納豆、②の梅干しを混ぜます。
④うどんはたっぷりの湯で袋の表示通りにゆでて湯をきり、よく水洗いして水気をきって器に盛ります。
⑤うどんに①のめんつゆをかけ、うどんの上に③をのせ、かいわれ大根を飾ります。

小松菜となめこの煮浸し

材料（2人分）

小松菜…⅓把
なめこ…１パック
［煮汁］
　だし汁…⅓カップ
　しょうゆ…大さじ１
　みりん…小さじ２

作り方

①小松菜は根元もよく洗って3cmの長さに切ります。なめこはざるにあけて、軽く水洗いします。
②鍋に煮汁の材料を合わせて煮立て、小松菜となめこを入れてさっと煮て小松菜がくたっとなったら火を止めます。

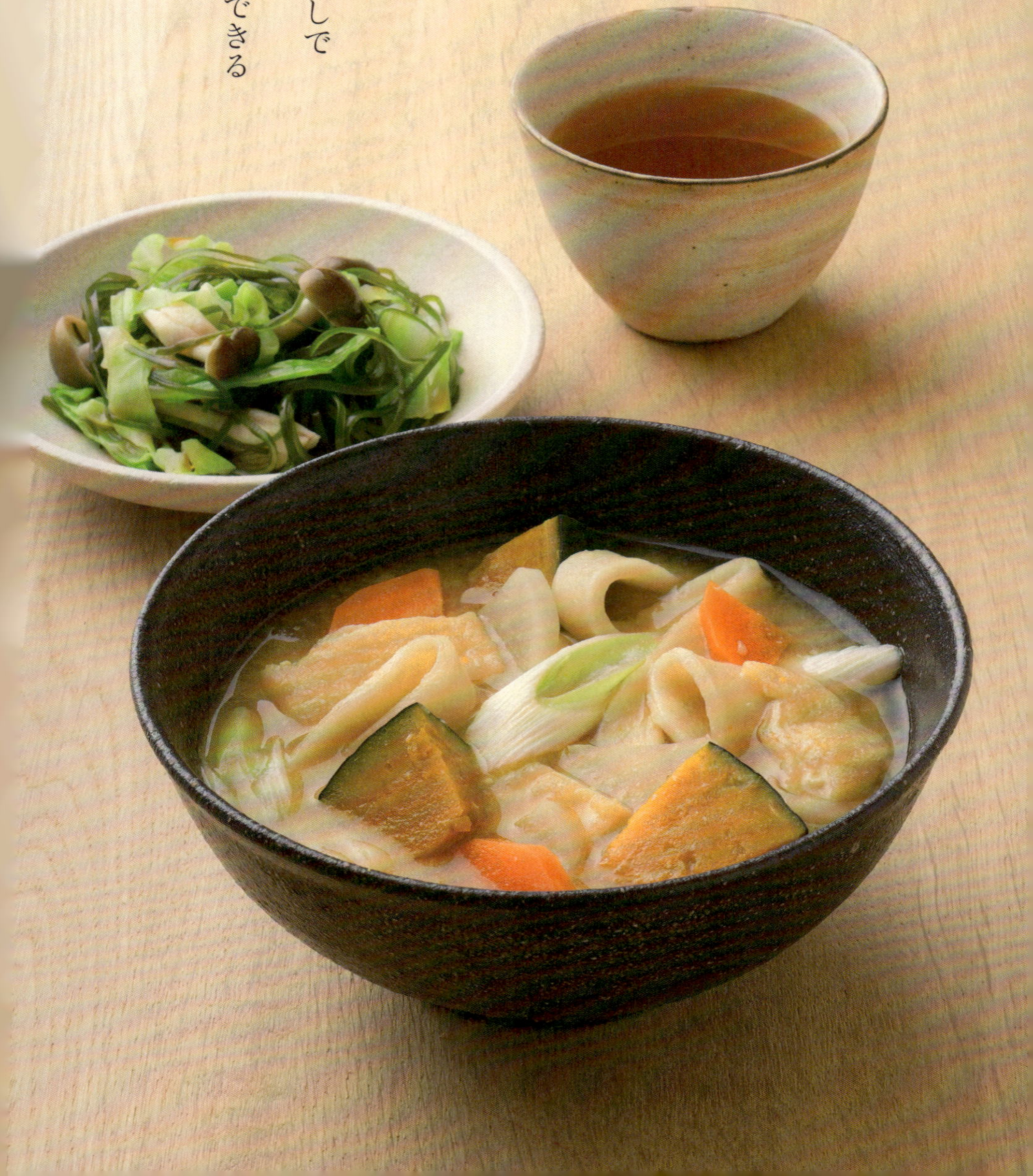

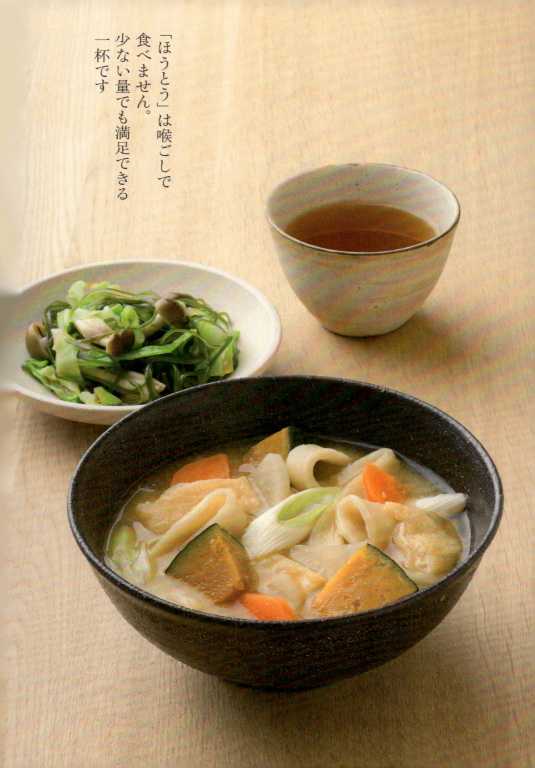

「ほうとう」は喉ごしで
食べません。
少ない量でも満足できる
一杯です

15.　かぼちゃのほうとうでほっこりごはん

献立

・かぼちゃのほうとう　・切り昆布としめじのポン酢和え
・ほうじ茶

かぼちゃのほうとう

材料（2人分）

ほうとう（生）…140g
かぼちゃ…80g
大根…2cm
にんじん（小）…⅕本
長ねぎ…10cm
油揚げ…½枚
だし汁…２カップ
みそ…大さじ２
しょうゆ…少々

作り方

①かぼちゃは種とわたを除いて一口大に切ります。大根とにんじんはいちょう切りに、長ねぎは斜め薄切りにします。
②油揚げは熱湯をかけて油抜きをし、短冊に切ります。
③鍋にだし汁と長ねぎ以外の野菜、油揚げを入れて中火にかけます。野菜がやわらかくなったらみそを溶き入れ、ほうとうを加えて煮込みます。
④７～８分したら長ねぎを加えて、更に４～５分煮込みます。

切り昆布としめじのポン酢和え

材料（2人分）

切り昆布（生）…40g
しめじ…½パック
キャベツ…１～２枚
[ポン酢]
しょうゆ…小さじ１
酢・だし汁…各大さじ１

作り方

①切り昆布は食べやすい長さに切ります。
②しめじは根元を落としてほぐし、ゆでて水気をきります。キャベツもゆでてギュッと水気を絞り、太めのせん切りにします。
③昆布と野菜を混ぜて器に盛り、ポン酢の調味料を混ぜて上からかけます。

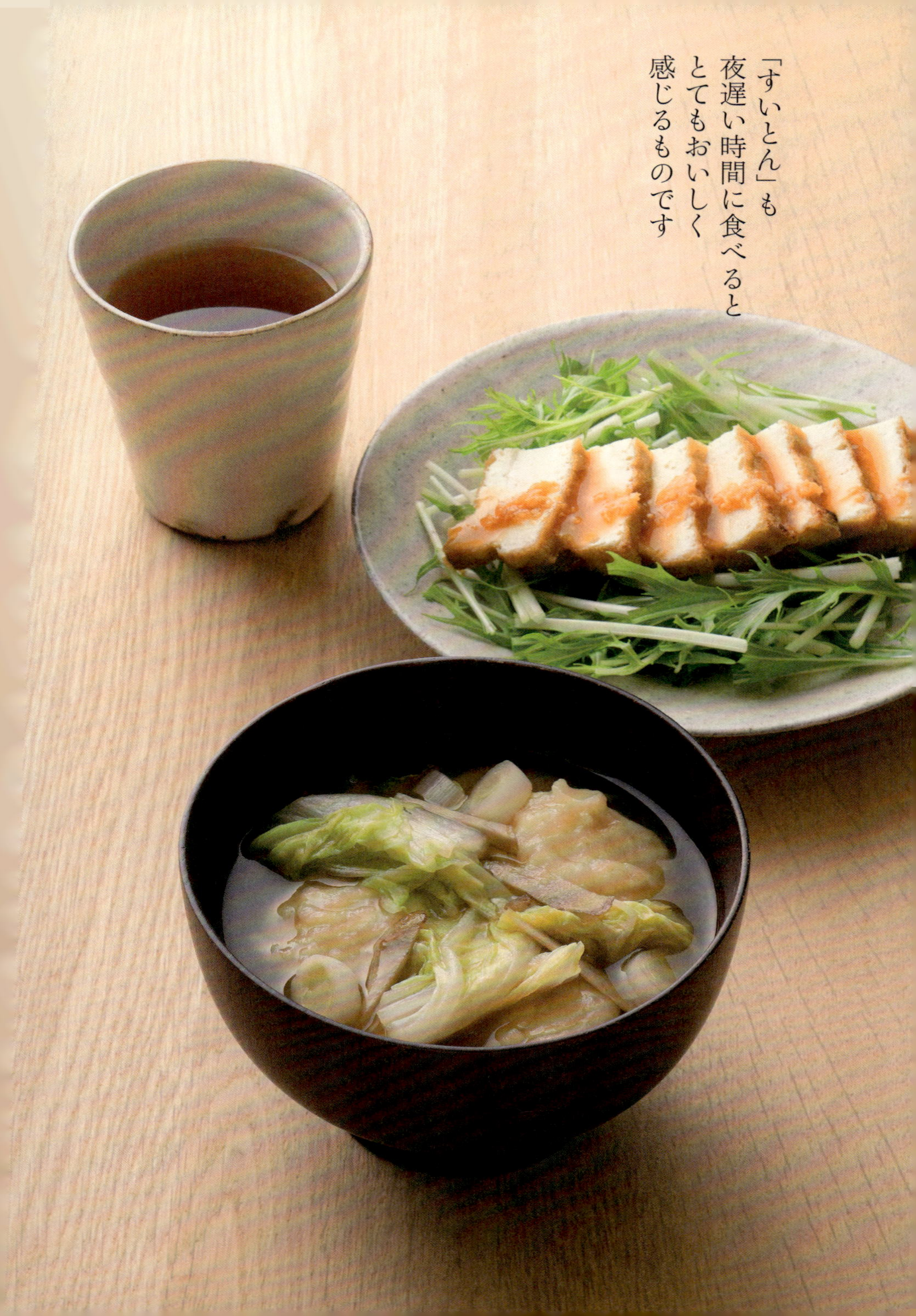

「すいとん」も
夜遅い時間に食べると
とてもおいしく
感じるものです

16. すいとんと焼き厚揚げの生姜だれ

献立

・すいとん　・焼き厚揚げと水菜の生姜だれ　・ほうじ茶

すいとん

材料（2人分）

小麦粉…40g（約⅓カップ）
水…大さじ３
ごぼう…¼本
白菜…１～２枚
長ねぎ…10cm
だし汁…２カップ
塩…少々
しょうゆ…小さじ２

作り方

①ごぼうはささがきにします。白菜は食べやすい大きさに切り、長ねぎは小口切りにします。
②ボールに小麦粉を入れて水を少しずつ加えながらよくかき混ぜます。
③鍋にだし汁とごぼうを入れて火にかけ、煮立ったら白菜と塩を加えて中火で煮ます。
④野菜がやわらかくなったらしょうゆで調味し、②をスプーンですくって鍋の中に落とします。浮き上がってきたら弱火で２～３分煮て火を止める直前に長ねぎを加えます。

焼き厚揚げと水菜の生姜だれ

材料（2人分）

厚揚げ…½枚
水菜…１株
[生姜だれ]
　おろし生姜…5g
　しょうゆ・みりん…各小さじ１
　みそ…小さじ½
　だし汁…小さじ２

作り方

①厚揚げはペーパータオルに挟んで油をとり、魚焼きグリルか焼き網に乗せて、両面に焼き色が付くまで焼きます。横に半分に切って端から７～8mmの厚さに切ります。
②水菜は３～4cmの長さのざく切りにし、水気を切って器に盛ります。
③水菜の上に厚揚げを乗せ、調味料を合わせた生姜だれを上からかけます。

深夜にはうどんは重い、
そうめんではもの足りない
というときは、
「ひやむぎ」がおすすめです

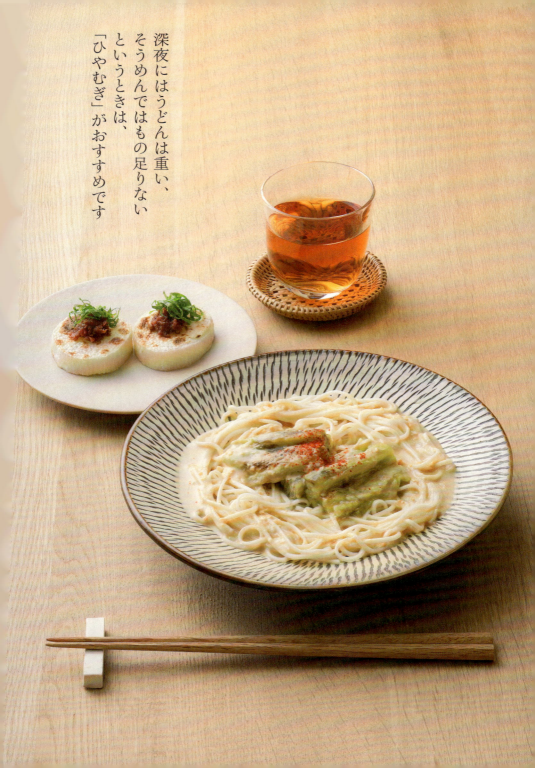

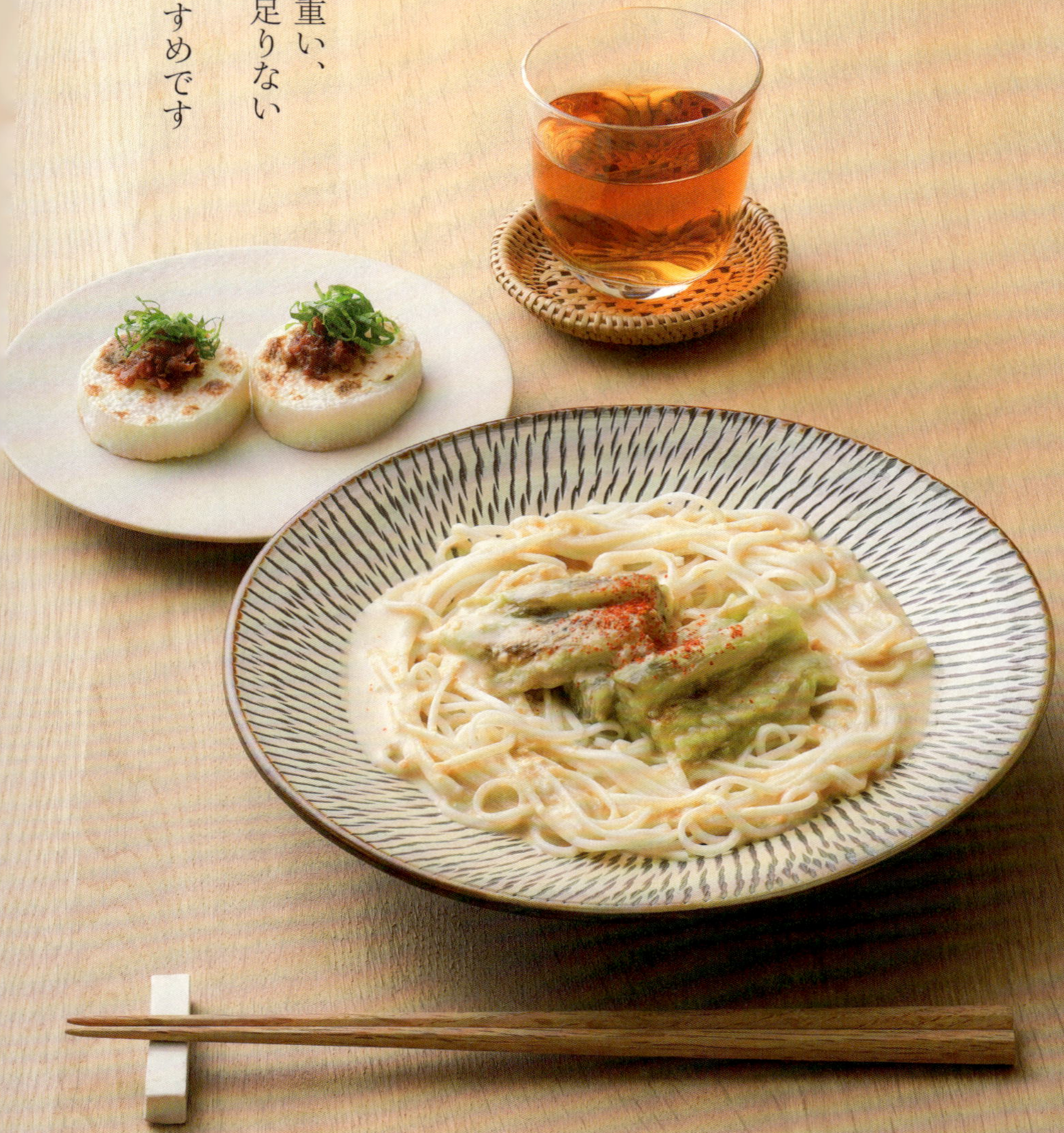

17. 焼きなす冷麦と長芋の梅おかか焼き

献立

・焼きなすひやむぎ　・長芋の梅おかか焼き
・冷たいほうじ茶

焼きなすひやむぎ

材料（2人分）

ひやむぎ…100g
なす…２本
一味唐辛子…お好みで

［ごまみそだれ］
白ねりごま…小さじ２
みそ…大さじ１
酢…小さじ１
だし汁…大さじ４

作り方

①なすはへたの部分にぐるりと切り込みを入れます。菜箸で刺して穴を空け、魚焼きグリルか焼き網などで中火～弱火でじっくりと焼きます。
②皮が真っ黒になって全体がフニャッとなるまで焼けたら皮をむき、適当に食べやすく裂いて長さを半分に切ります。
③ごまみそだれの材料をよく混ぜてたれをつくり、冷蔵庫で冷やしておきます。
④ひやむぎはたっぷりの湯で袋の表示通りにゆでて湯をきり、よく水洗いして水気をきって器に盛ります。
⑤ひやむぎの上に焼きなすをのせ、ごまみそだれをかけ、一味唐辛子をふります。

長芋の梅おかか焼き

材料（2人分）

長いも…4cm
梅干し（大）…１個
削り節…2g
しょうゆ…少々
大葉…２～３枚

作り方

①長いもは皮をむいて1cmの厚さの輪切りにします。大葉はせん切りにして水に放ちギュッと絞ります。
②梅干しは種を除いてたたき、削り節としょうゆを加えてよく混ぜます。
③長いもをグリルか焼き網で両面に焼き色がつくまで焼き、皿に盛ります。
④長いもの上に②をのせ①の大葉を飾ります。

かつて
「にゅうめん」という言葉は
一般的ではありませんでした。
夜型生活の人が増えてきた
影響でしょう

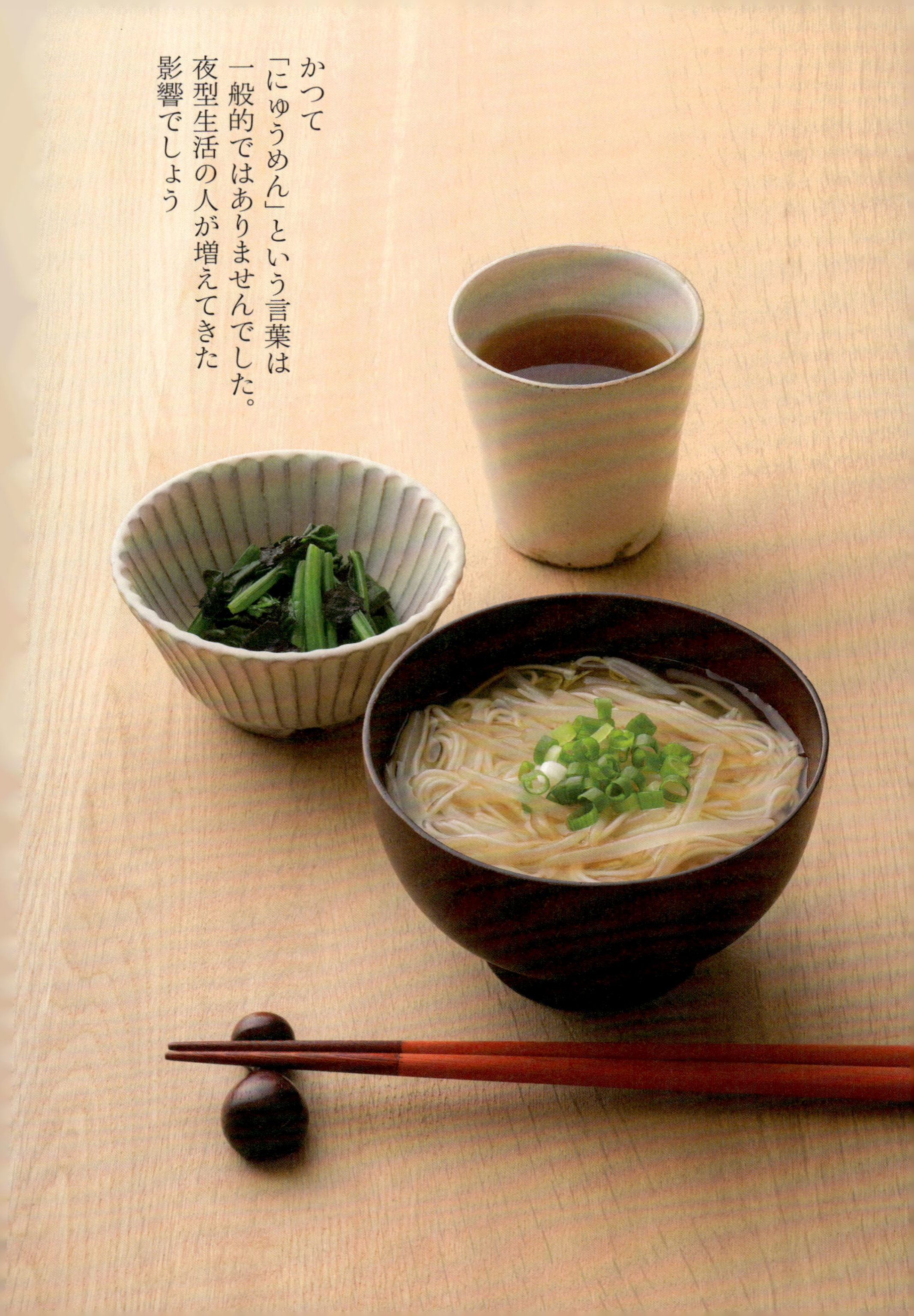

18.　あつあつあんかけにゅうめん夜食

献立

・もやしあんかけにゅうめん　・ほうれん草の磯わさび和え
・ほうじ茶

もやしあんかけにゅうめん

材料（2人分）

そうめん…100g
もやし…100g
片栗粉…小さじ４
万能ねぎ…２～３本
水…大さじ1½

［煮汁］
だし汁…２カップ
みりん…大さじ２
塩…小さじ１
しょうゆ…小さじ⅔

作り方

①そうめんはたっぷりの湯で袋の表示通りにゆでて湯をきり、よく水洗いして水気をきります。片栗粉は水大さじ１½で溶いておきます。
②煮汁の材料を火にかけ、ひと煮立ちしたらもやしを加えて煮ます。
③もやしが煮えたら、煮汁をかき混ぜながら水溶き片栗粉を加えてとろみをつけ、そうめんを入れてひと混ぜして火を止め器に盛ります。小口切りにした万能ねぎを散らします。

ほうれん草の磯わさび和え

材料（2人分）

ほうれん草…⅓把
焼きのり…¼枚
わさび…小さじ¼
しょうゆ…小さじ２

作り方

①ほうれん草は熱湯でゆで、水にとって水気を絞り、3cmの長さに切ります。
②ボウルにわさびとしょうゆを合わせてよく溶き、ほうれん草とちぎった焼きのりを加えて全体を和えます。

夏になるとスーパーの棚に
増えるのが「そうめん」。
夜遅い食事は「夏の知恵」を
活かして

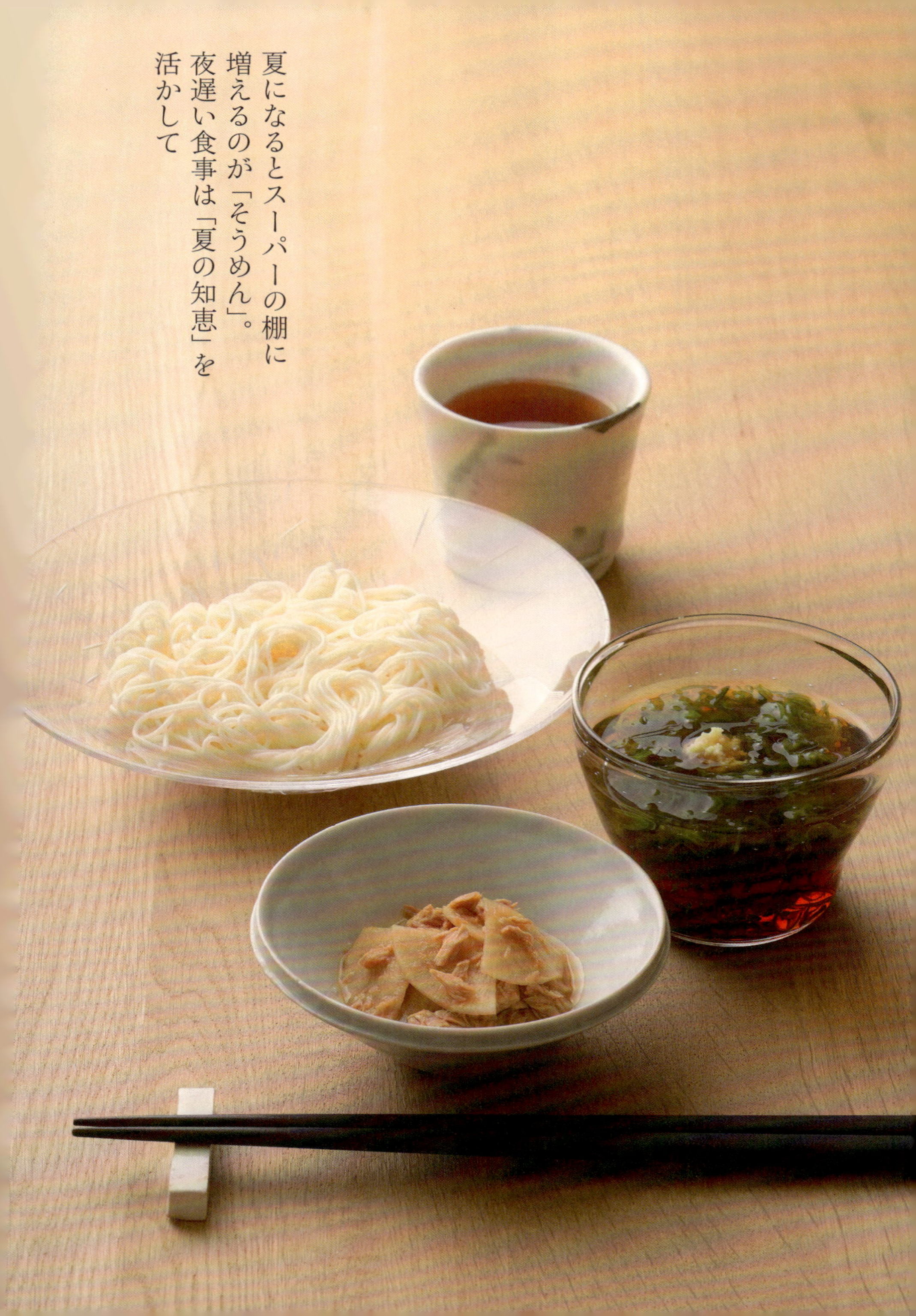

19. つるっとめかぶそうめん定食

献立

・めかぶそうめん　・ツナと大根の酢醤油和え　・ほうじ茶

めかぶそうめん

材料（2人分）

そうめん…100g
[つけつゆ]
　だし汁…1カップ
　しょうゆ・みりん…各大さじ2弱
刻みめかぶ…1パック
生姜

作り方

①つけつゆの材料を鍋に入れてひと煮立ちさせ冷ましておきます。
②そうめんはたっぷりの湯で袋の表示通りにゆでて湯をきり、よく水洗いして水気をきり、器に盛ります。
③つけつゆに刻みめかぶを混ぜ、生姜をおろしてのせ、そうめんに添えます。

ツナと大根の酢醤油和え

材料（2人分）

ツナ缶（スープ煮缶）…1缶
大根…2cm
酢・しょうゆ…各大さじ1½

作り方

①ツナは缶の汁をきっておきます。大根は薄いいちょう切りにします。
②小さめのボールにツナと大根を入れ、酢としょうゆを加えて全体を和え、しばらく置いて味を馴染ませます。

深夜、本当は食べなくてもいい
時間でも「何か」食べたい。
そんなときは
「くず湯」もあります

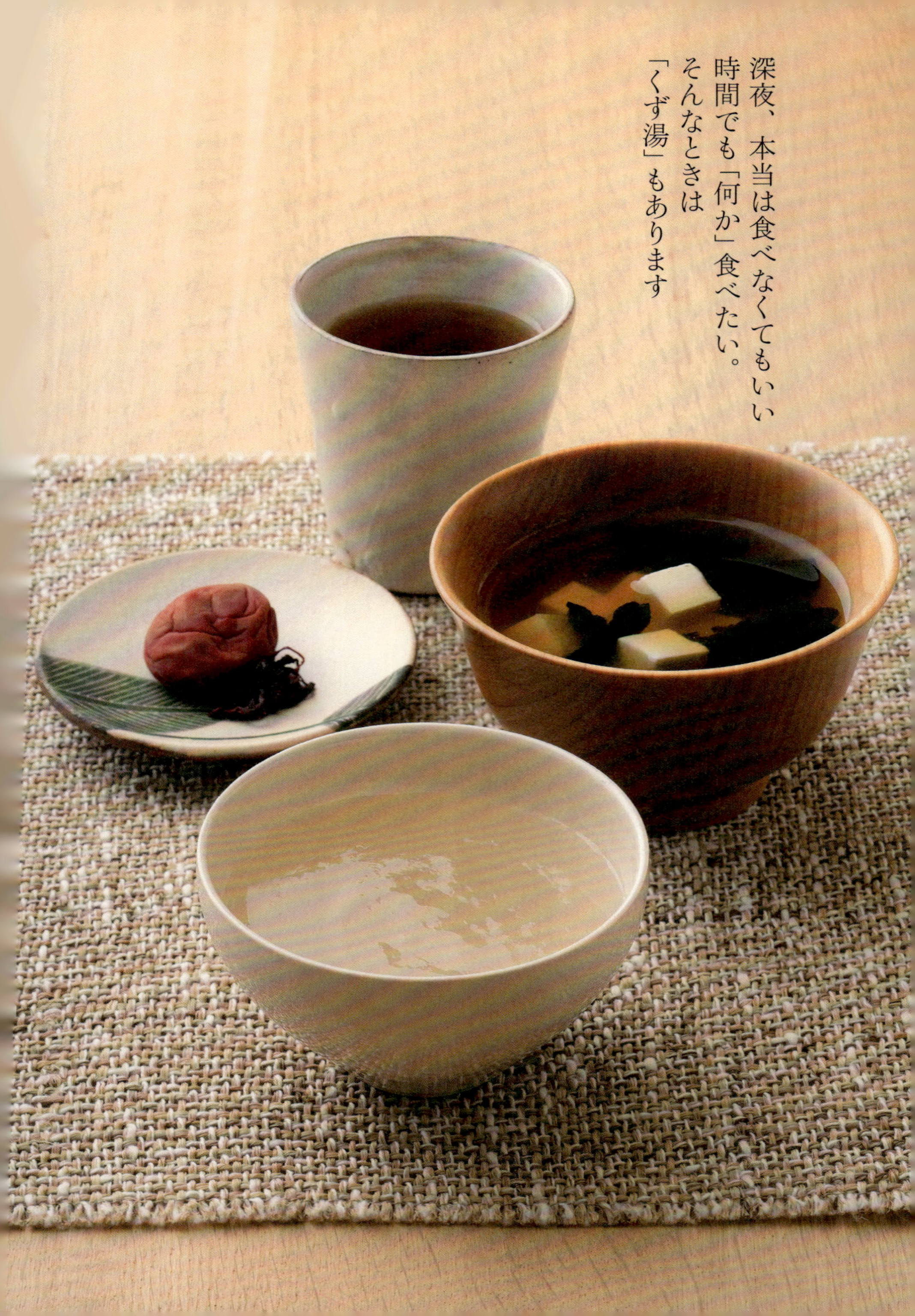

20. からだにやさしいくず湯ごはん

献立

・くず湯　・豆腐のお吸い物　・梅干　・ほうじ茶

くず湯

材料（2人分）

くず粉…大さじ3
水…2カップ

作り方

①小鍋にくず粉と水を入れてしばらく置き、木べらでよく混ぜます。
②くず粉が溶けて粒がなくなったら中火にかけ、絶えず鍋底に木べらが当たるようにかき混ぜます。
③煮立ったら弱火にし、透明感が出てトロリとするまで3～4分煮ます。

豆腐のお吸い物

材料（2人分）

豆腐…¼丁
カットわかめ…少々
だし汁…1⅓カップ
しょうゆ…小さじ½
塩…小さじ⅕

作り方

①鍋にだし汁と塩を入れて火にかけ、ひと煮立ちしたらさいの目に切った豆腐を加えます。
②さっと煮たらしょうゆで味を調え、お椀に盛り、カットわかめを加えます。

COLUMN

この食べ方で体調が改善した！②

若いのに外食まみれで高脂血症になってしまった男性

○男性　31歳　契約社員
○独身　一人暮らし
○症状…高脂血症、高血圧

給料も多くないため、朝は喫茶店のモーニング、昼はかつ丼や天丼、ハンバーガー。空腹のまま帰宅して、夜10時すぎにコンビニの発泡酒と弁当とスナック菓子という油攻めパターン。そこで、欠かせないというコーヒーは残しつつ、朝は牛丼屋の定食、夜はさっぱりしたつまみが合う焼酎と寿司系の弁当を推奨。数値が下がってきました。

Before

8時：モーニングセット
（コーヒー、ハムタマゴサンド：390円）
12時：かつ丼（550円）
15時：コーヒー（100円）
22時：生姜焼き弁当（500円）、
発泡酒500ml（200円）、
ポテトチップス（100円）

After

7時半：卵かけご飯定食
（ごはん、みそ汁、生卵、小鉢、のり：220円）
8時半：コーヒー
（テイクアウト：100円）
12時：牛丼（380円）
15時：コーヒー（100円）
22時：助六寿司（400円）、
焼酎200ml（200円）、
漬け物（200円）

次から次へとダイエットを試すも、リバウンドに悩む女性

○女性　32歳　派遣社員
○独身　一人暮らし
○症状…肥満（157㎝、72㎏）、便秘

糖質制限で一時は68キロから63キロに減ったもののリバウンドで菓子パン、ケーキ、チョコを我慢できなくなり、ダイエット前より太ってしまった方です。こんな食生活では体が壊れてしまいますから、まずはごはんとみそ汁を基本にストレスが溜まらないよう甘いものと外食をとり入れるスタイルを推奨。いずれ体重も適正になるでしょう。

Before 1

7時：ヨーグルト、サラダ
12時：大豆バー２本、サラダ
16時：アーモンド、カシューナッツ
21時：ポークソテー（塩・コショウ）、
豆腐サラダ

Before 2

7時：菓子パン
12時：パスタ、サラダ（外食）
16時：ドーナッツ
21時：サンドイッチ、ケーキ、
チョコレート

After

7時：ごはん、みそ汁、納豆、卵、
漬け物
12時：パスタ、サラダ（外食）
16時：豆大福
21時：ごはん（少量）、みそ汁、
野菜と豚肉の蒸し煮、
水ようかん

第3章

忙しい人のための作らない献立レシピ10

お惣菜や缶詰、冷凍食品を使えばつくらなくても立派な献立になります。ここでは購入のコツとバリエーションを紹介します。

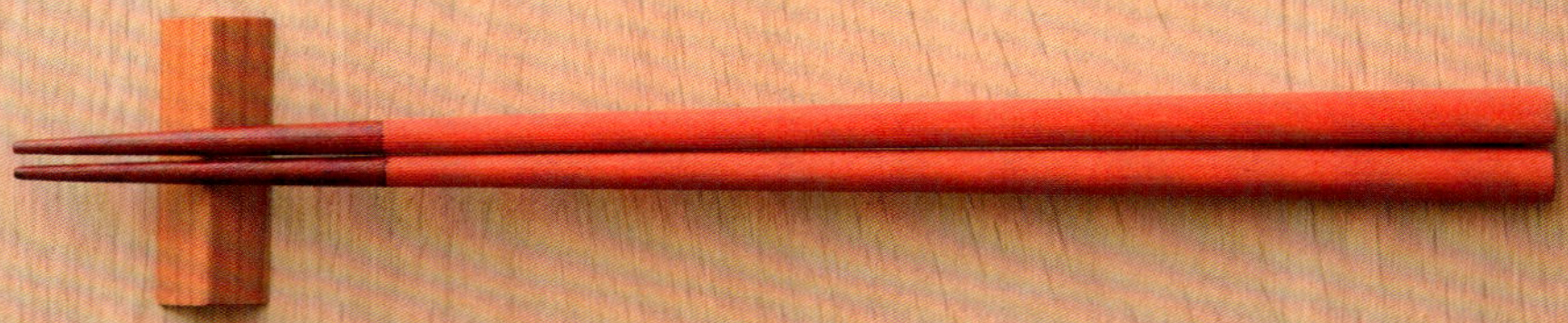

つくる時間のない人のための
夜9時からのごはんのコツ

本章では、つくる時間のない人のために、お惣菜や缶詰、パウチ食品、冷凍食品などを使った「献立」を紹介します。最近はスーパーマーケットだけでなくコンビニエンスストアでも、お惣菜が充実しています。必ずしもつくる必要はないのです。つくらなくても十分健康的な献立になります。

献立は、あくまでも献立のバリエーションを知っていただくために多肢にわたって紹介しています。このようにしなければならないということではありません。また、食品の購入先についても、スーパーマーケットからコンビニエンスストア、生協（コープ）、自然食品店など、バラエティを知っていただくために幅広く紹介しています。

理想的な食生活は人それぞれです。食品の購入先にしても一概にどこが理想とは言えません。

食品の安全性の問題が指摘される時代になっています。「食品添加物」などの安全性を重視すれば、いわゆる自然食品店で購入するのがベターだと思います。しかし、やはり高価になります。また、身近に店舗があるとはかぎりません。

少し安全性にこだわれば生協ということになると思います。ただし、店舗数も限られてきます。営業時間の関係で買い物が難しいこともあるでしょう。スーパーマーケットやコンビニエンスストアと同じ商品も販売されているため、選択が難しい面もあります。

スーパーマーケットは何と言っても品ぞろえが多く、安いのが最大の長所です。ただし帰宅が遅くなる人にとっては営業時間内に寄ることができない場合もあるでしょう。

コンビニエンスストアの最大の利点は、店舗数が多く駅前にあること、24時間、あるいは深夜まで営業しているため便利なことでしょう。ただし、同じ商品でもスーパーマーケットと比較すると、割高になることが多くなります。

したがって、どこで購入すればいいかは一概に言うことはできません。それぞれの長所を生かして利用していただけるように、ここではさまざまな献立を紹介しています。あなたのライフスタイルに合わせて、とり入れていただけたらと思います。

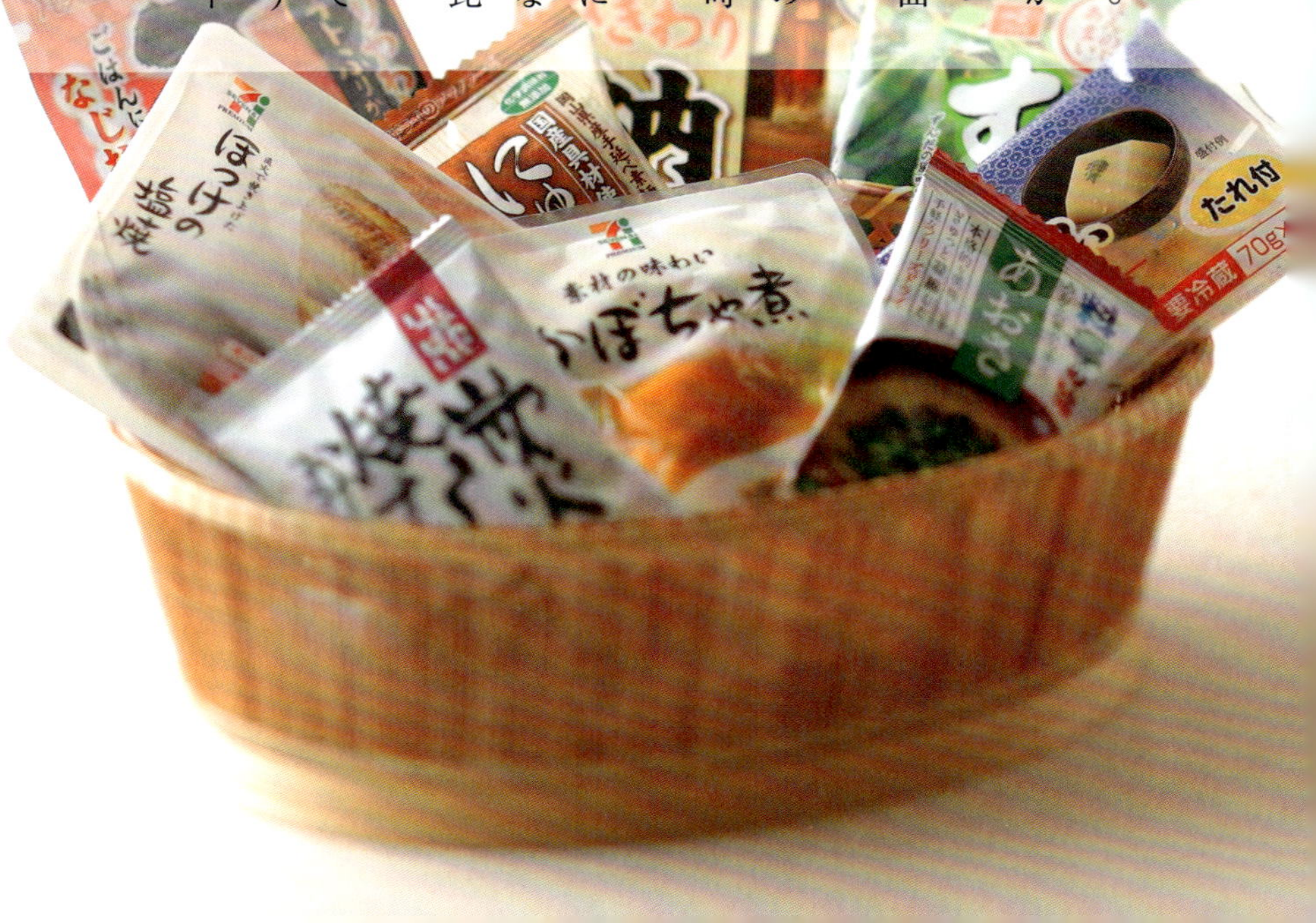

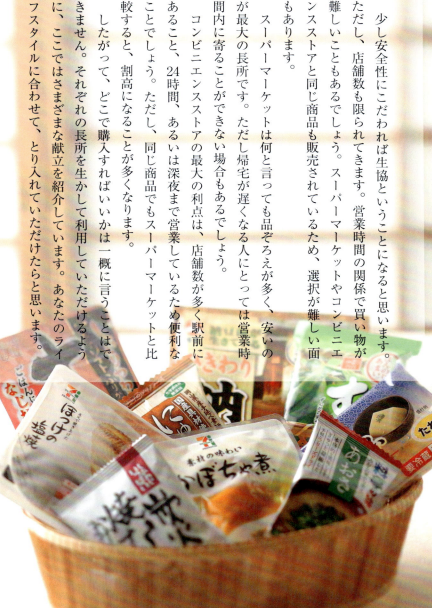

つくらなくてもこれだけ
充実した献立になります。
ライフスタイルに合わせて
考えましょう

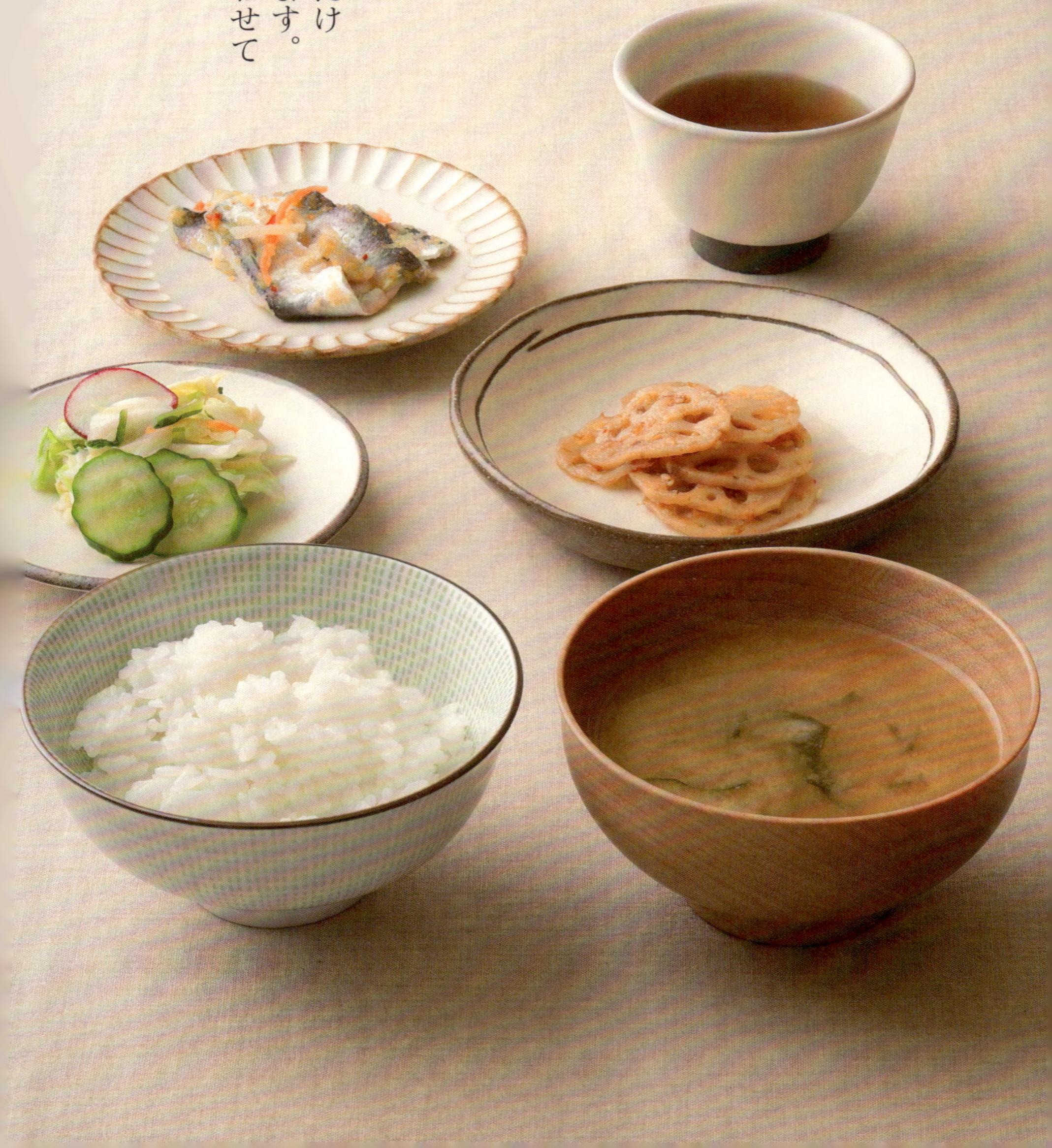

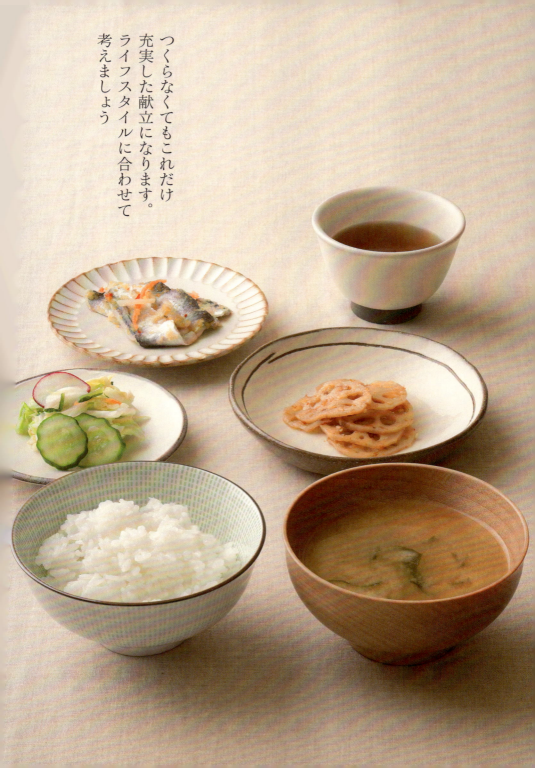

1. ままかりとしじみのみそ汁定食

献立

・ごはん（半分）　・しじみのみそ汁　・キャベツの浅漬け
・ままかりの酢漬け　・レンコンのキンピラ　・温かいほうじ茶

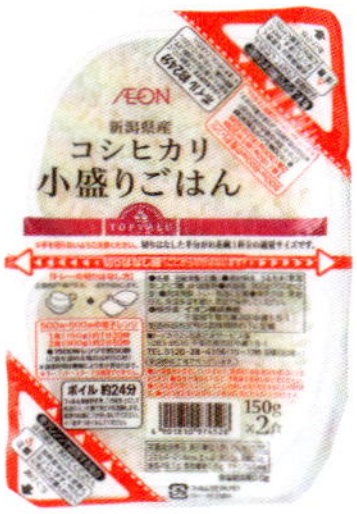

ごはん（2 食分）
168 円
（スーパーで購入）

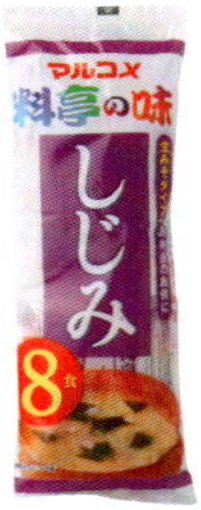

しじみのみそ汁（8 食分）
99 円
（スーパーで購入）

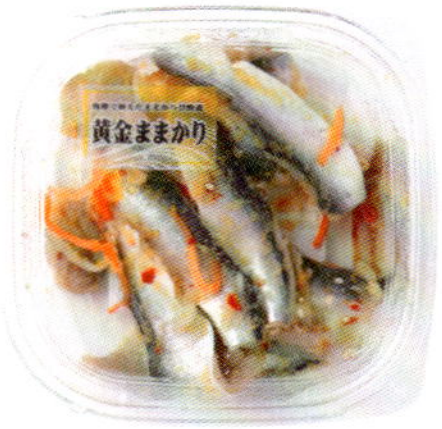

ままかりの酢漬け
307 円
（コンビニで購入）

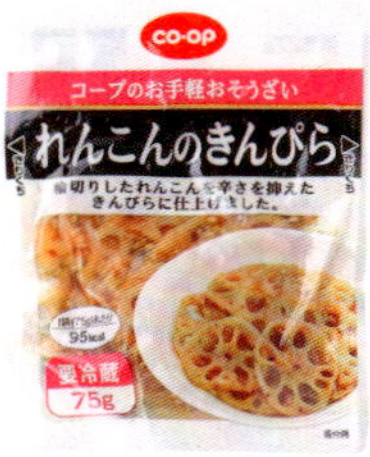

レンコンのキンピラ
110 円
（生協で購入）

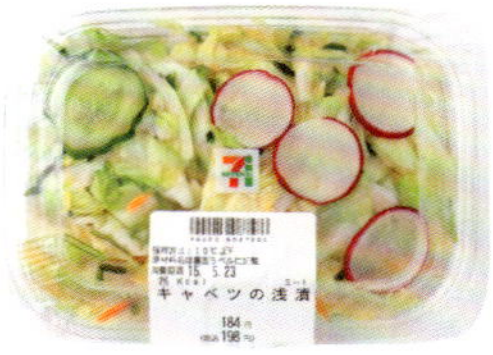

キャベツの浅漬け
198 円
（コンビニで購入）

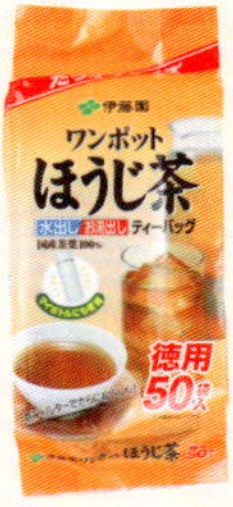

MEMO

ほうじ茶　343 円（スーパーで購入）

ほうじ茶は、水出しやお湯出し（煮出し）用のティーパックを用意しておくと便利。手軽に淹れたてが飲めて、しかも 1 食約 7 円と経済的です。

「お茶漬け」で、
食べすぎや
カロリーオーバーを
防ぎましょう

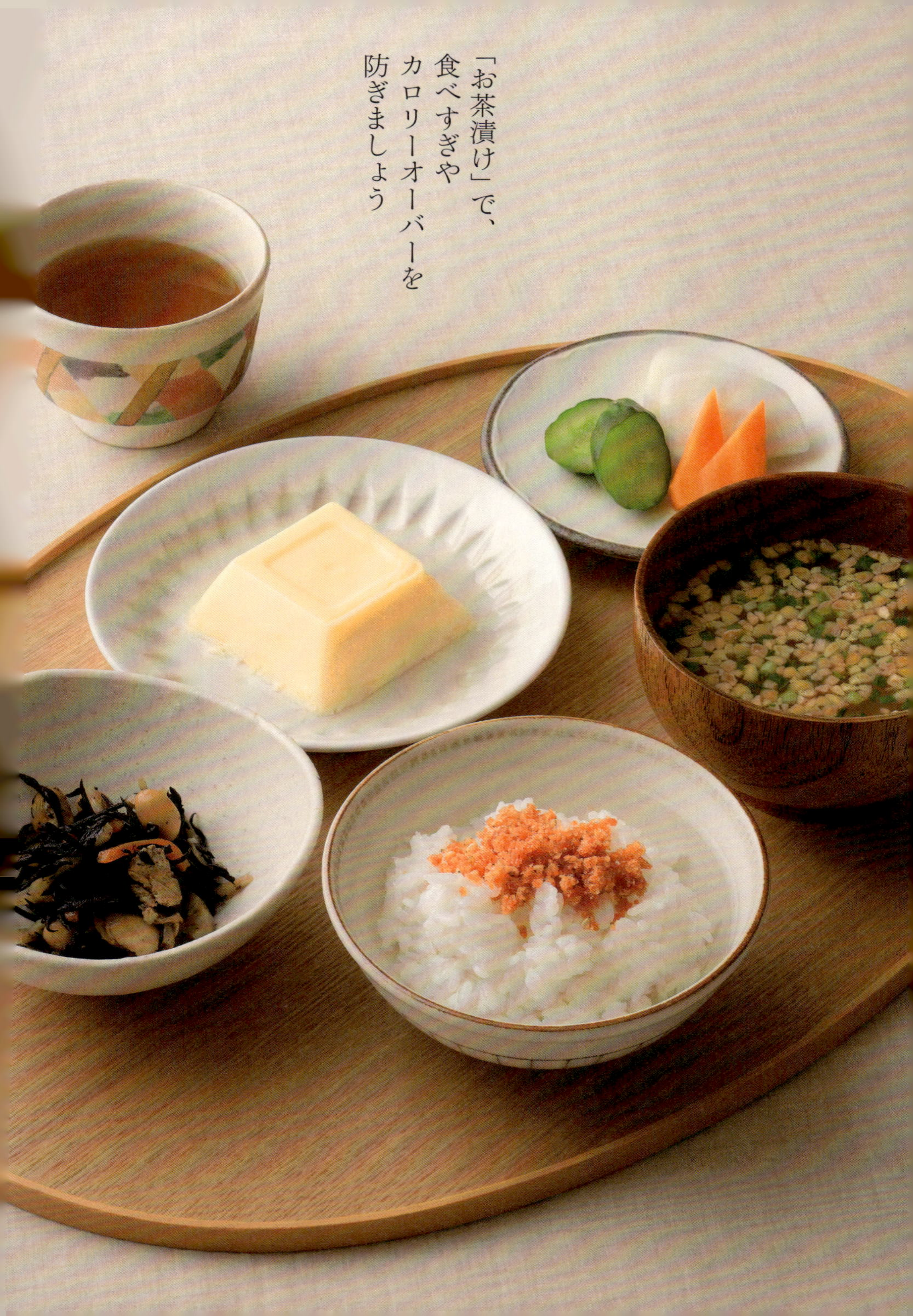

2. さらさら鮭茶漬け定食

献立

・鮭茶漬け　・納豆汁　・ぬか漬け　・ひじきの煮もの
・玉子どうふ　・温かいほうじ茶

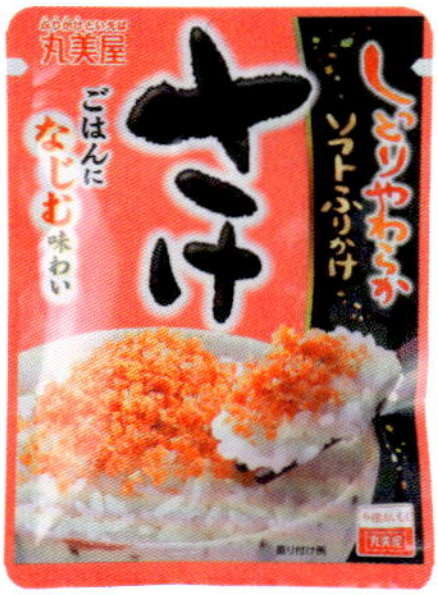

鮭フレーク
99 円
（スーパーで購入）

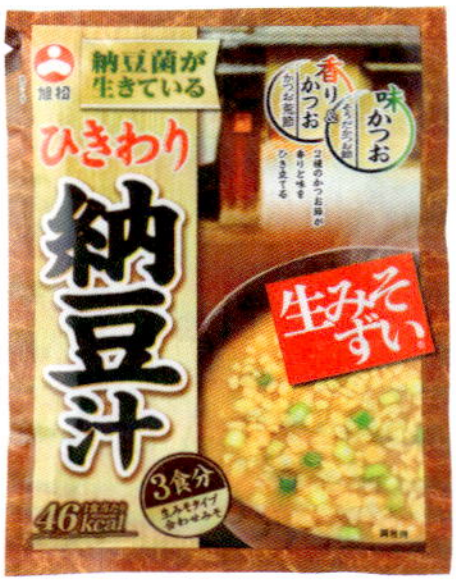

納豆汁
98 円
（スーパーで購入）

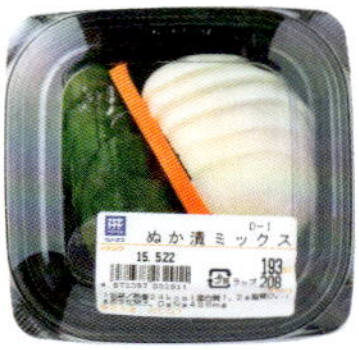

ぬか漬け
208 円
（コンビニで購入）

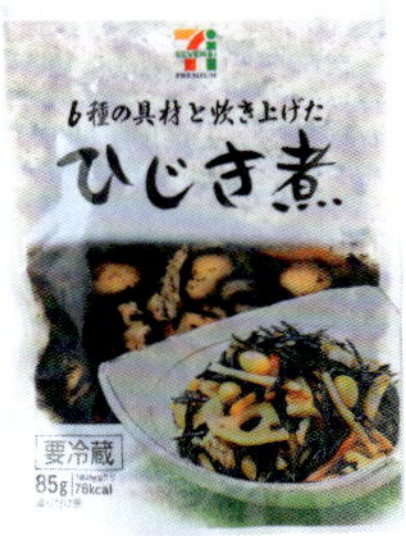

ひじきの煮もの
121 円
（コンビニで購入）

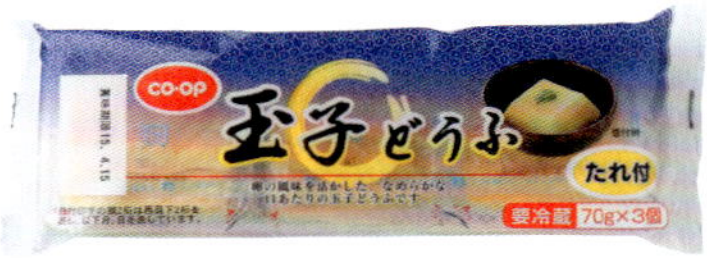

玉子どうふ
93 円
（生協で購入）

「魚介類」をどうせ買うなら、
つくれば手間のかかる
「煮魚」を買うのが
おすすめです

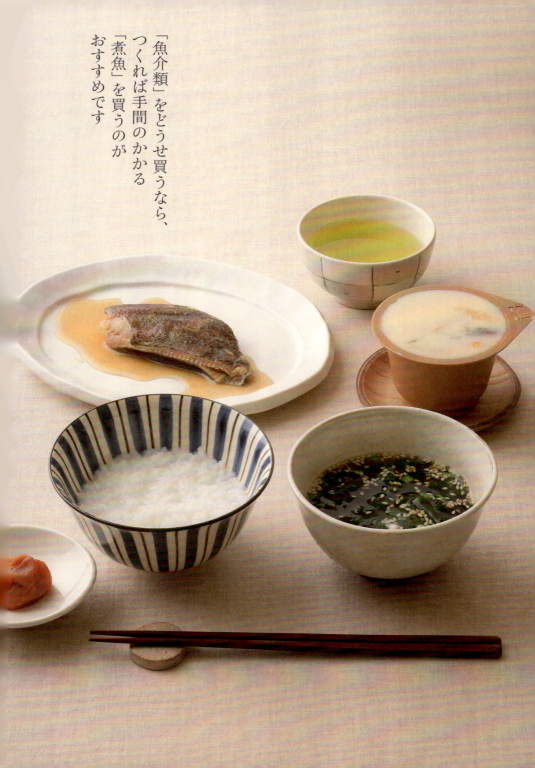

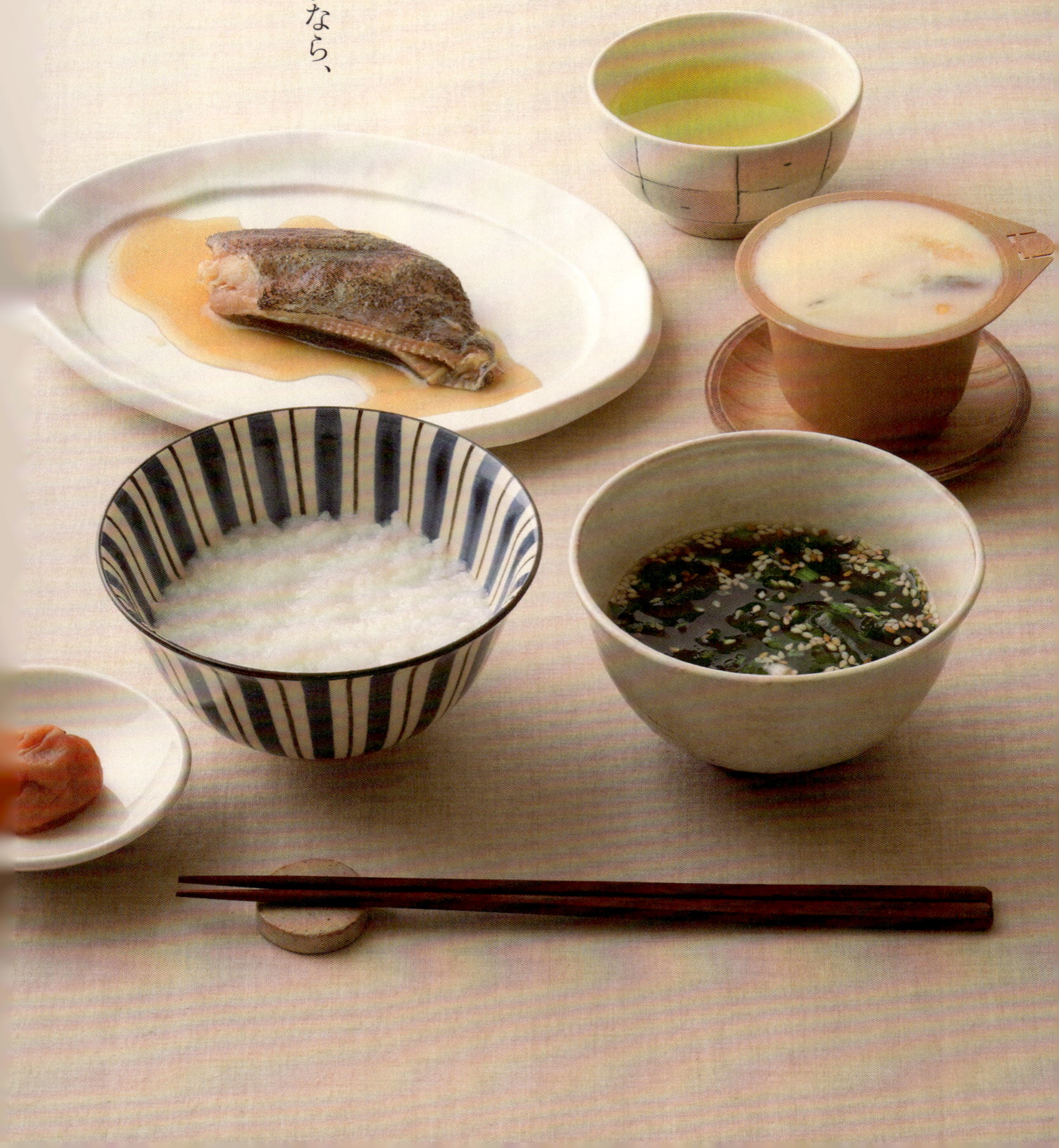

3.　かれいの煮つけおかゆ定食

献立

・白がゆ　・梅干　・わかめスープ　・茶碗蒸し
・かれいの煮つけ　・温かい緑茶

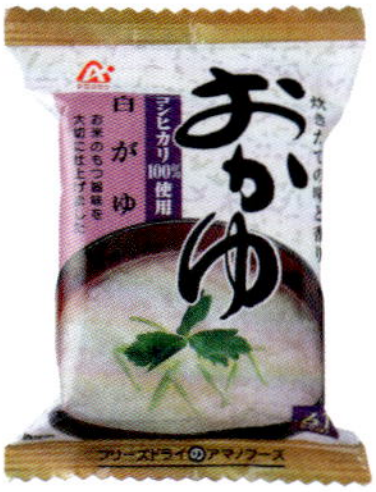

白がゆ（フリーズドライ）
162 円
（紀ノ国屋で購入）

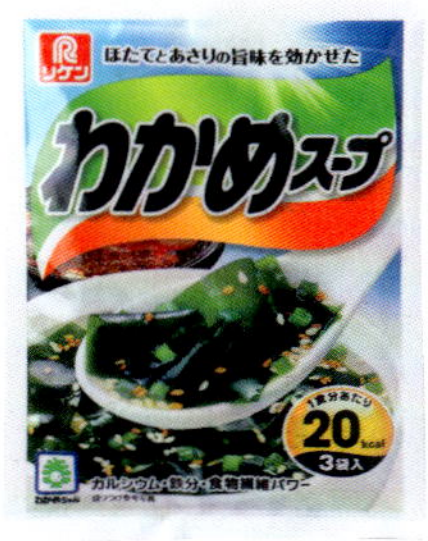

わかめスープ
122 円
（スーパーで購入）

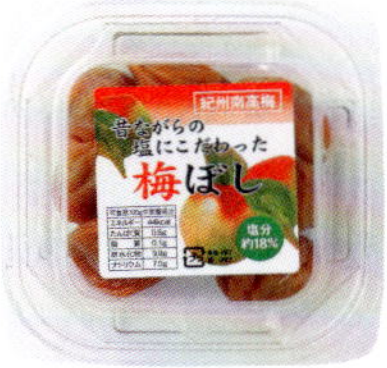

梅干
410 円
（スーパーで購入）

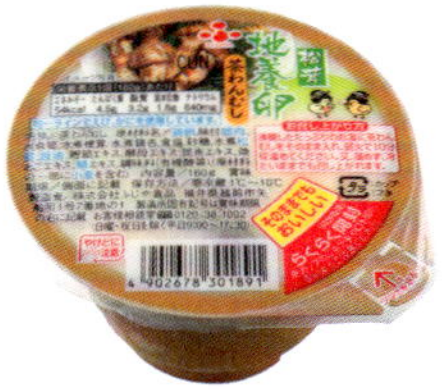

茶碗蒸し
105 円
（スーパーで購入）

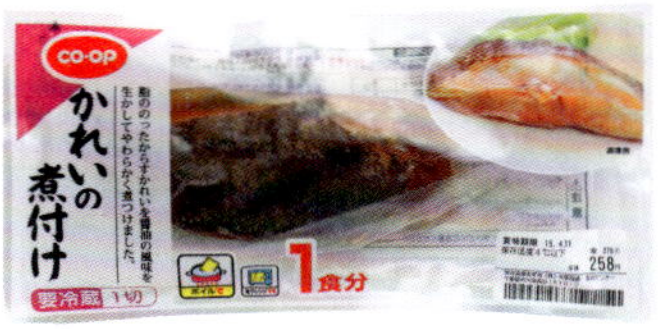

かれいの煮つけ
258 円
（生協で購入）

MEMO

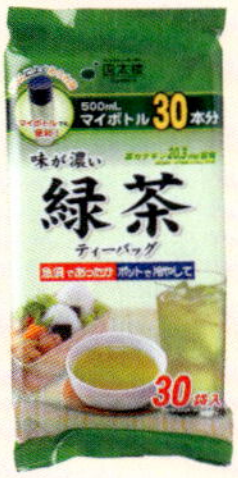

緑茶　198 円（スーパーで購入）

緑茶も、急須でも淹れられ、冷やしても飲めるティーパックがおすすめ。ポットに入れてお弁当と一緒にも。さらに１食約７円とお財布にも嬉しい。

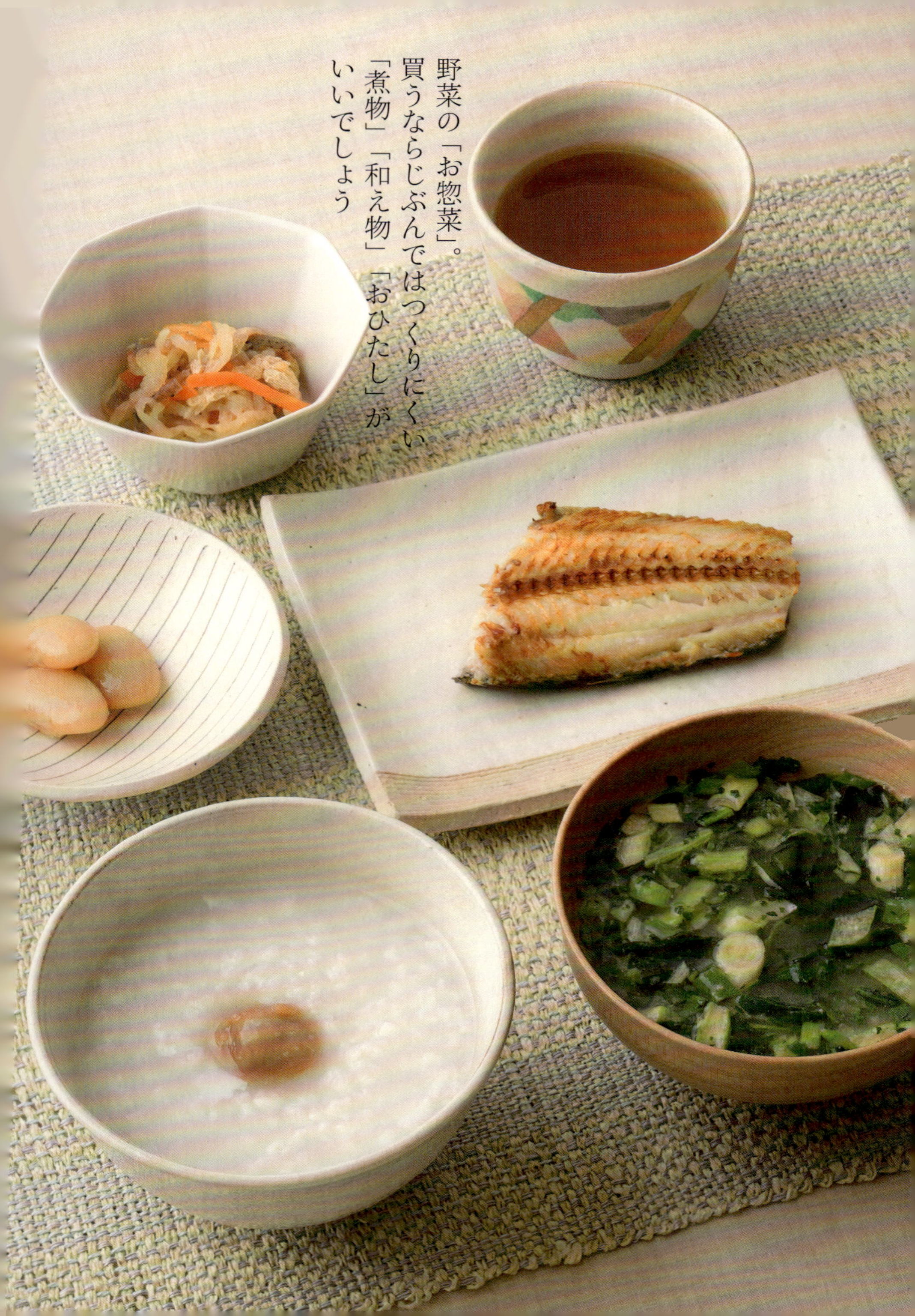

野菜の「お惣菜」。
買うならじぶんではつくりにくい
「煮物」「和え物」「おひたし」が
いいでしょう

4. 梅がゆとほっけの塩焼き定食

献立

・梅がゆ　・小松菜とほうれん草のみそ汁　・切り干し大根
・煮豆　・ほっけの塩焼き　・温かいほうじ茶

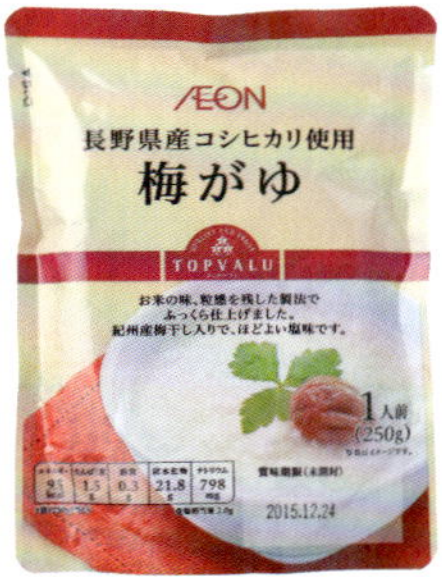

梅がゆ
97 円
（スーパーで購入）

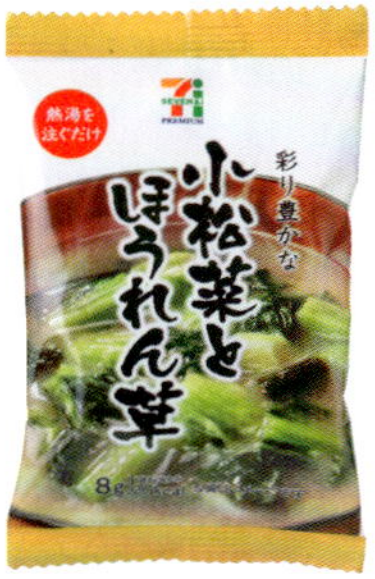

小松菜とほうれん草のみそ汁（フリーズドライ）
95 円
（コンビニで購入）

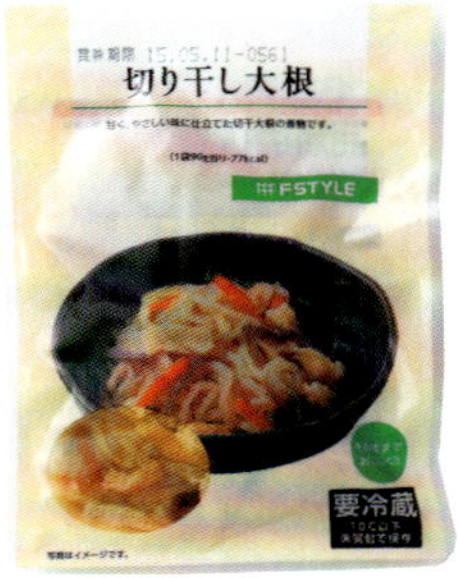

切り干し大根
121 円
（コンビニで購入）

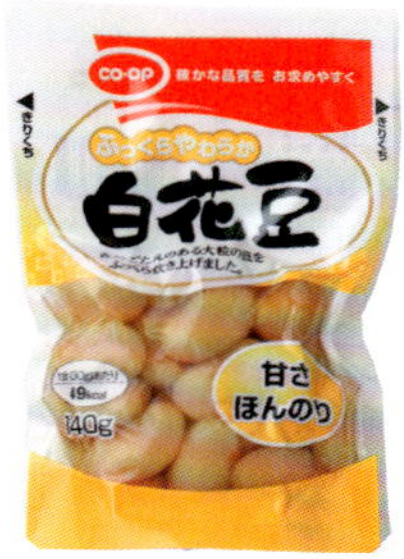

煮豆（白花豆）
138 円
（生協で購入）

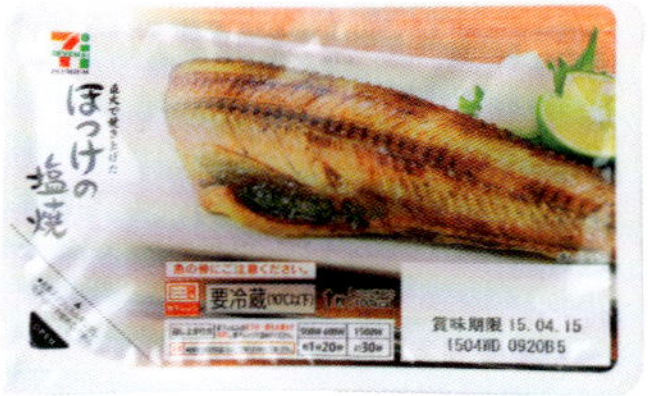

ほっけの塩焼き
290 円
（コンビニで購入）

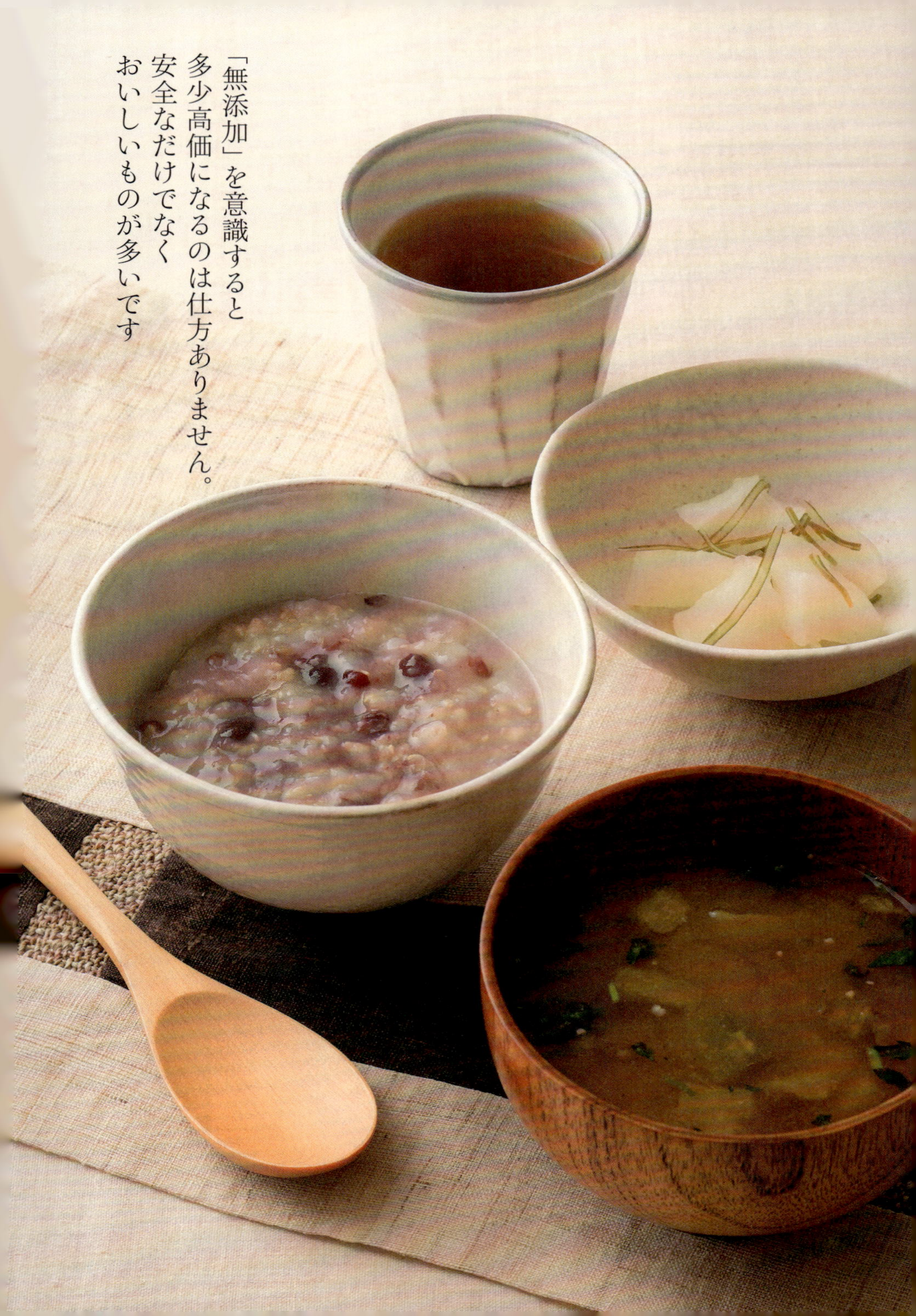

「無添加」を意識すると
多少高価になるのは仕方ありません。
安全なだけでなく
おいしいものが多いです

5.　ほっこり小豆がゆと焼きなすのみそ汁

献立

・小豆玄米がゆ　・焼きなすのみそ汁
・大根と昆布の漬け物　・温かいほうじ茶

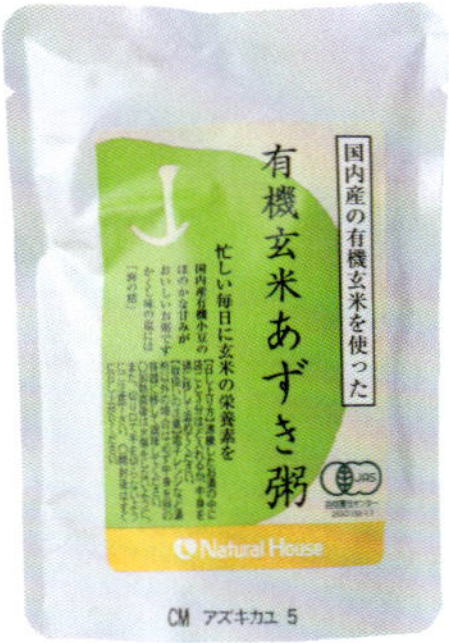

小豆がゆ
237 円
（自然食品店で購入）

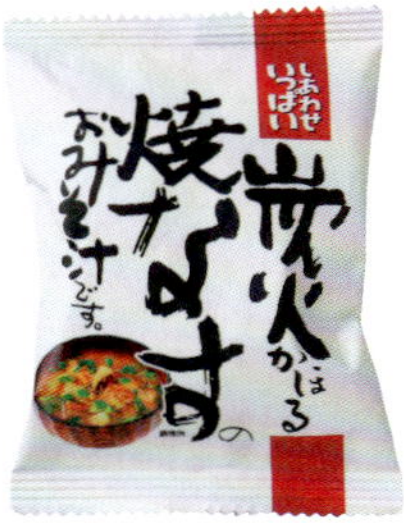

焼きなすのみそ汁（フリーズドライ）
131 円
（自然食品店で購入）

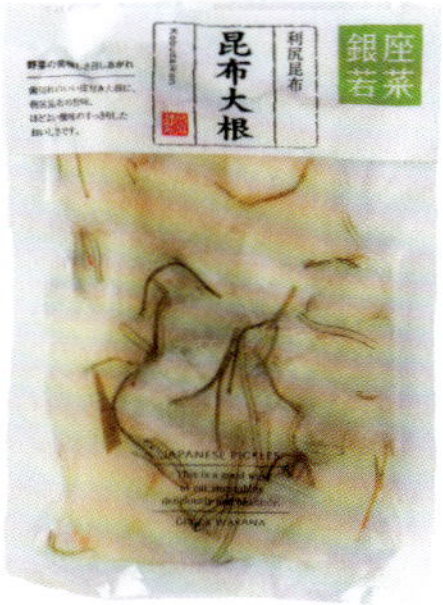

大根と昆布の漬け物
378 円
（自然食品店で購入）

いい自然食品店とは？

「自然食品店」という名称に決まりはありません。したがって、いい店もあれば怪しい店もあります。１つ１つの商品の判断は難しいですが、米や野菜、卵など「生鮮食品」の種類が多い店はいい店と考えてもいいでしょう。

フリーズドライの雑炊ですから、
お湯をさすだけ。
夕方、会社での「間食」にも
便利です

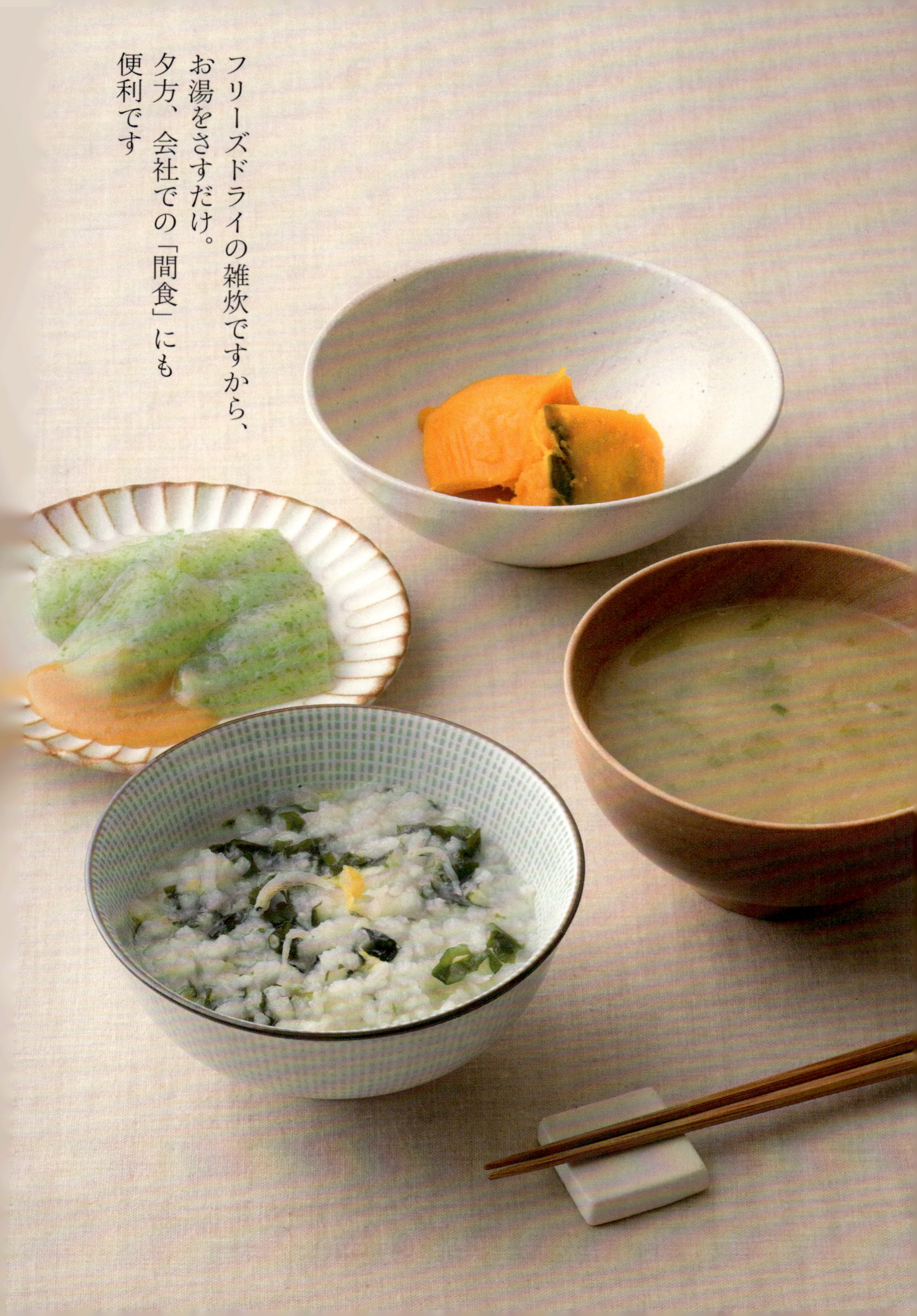

6. しらす雑炊とあおさのみそ汁

献立

・しらす雑炊　・あおさのみそ汁　・さしみこんにゃく
・かぼちゃの煮もの

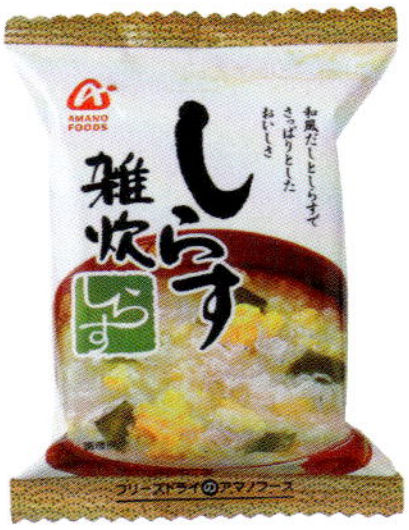

しらす雑炊
（フリーズドライ）
172 円
（紀ノ国屋で購入）

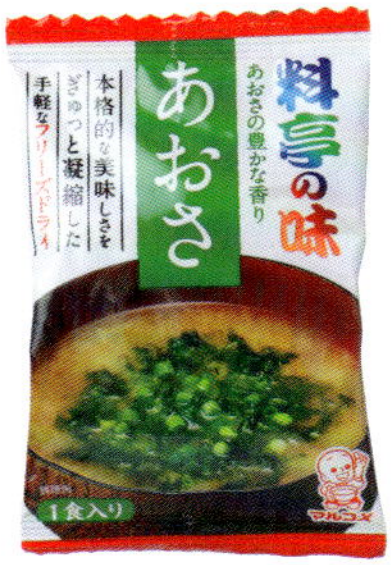

あおさのみそ汁
（フリーズドライ）
98 円
（スーパーで購入）

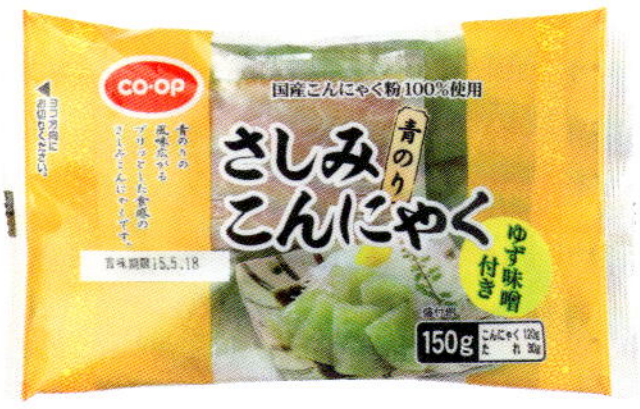

さしみこんにゃく
98 円
（生協で購入）

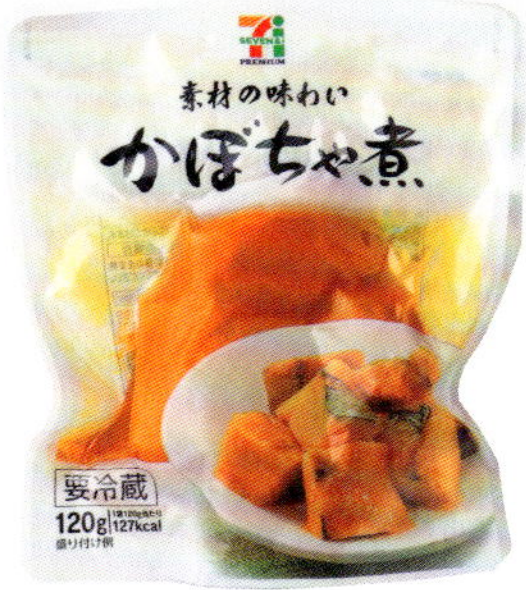

かぼちゃの煮もの
142 円
（コンビニで購入）

「とろろ」にすることで、
喉ごしがよくなります。
昔の人の夏の知恵です

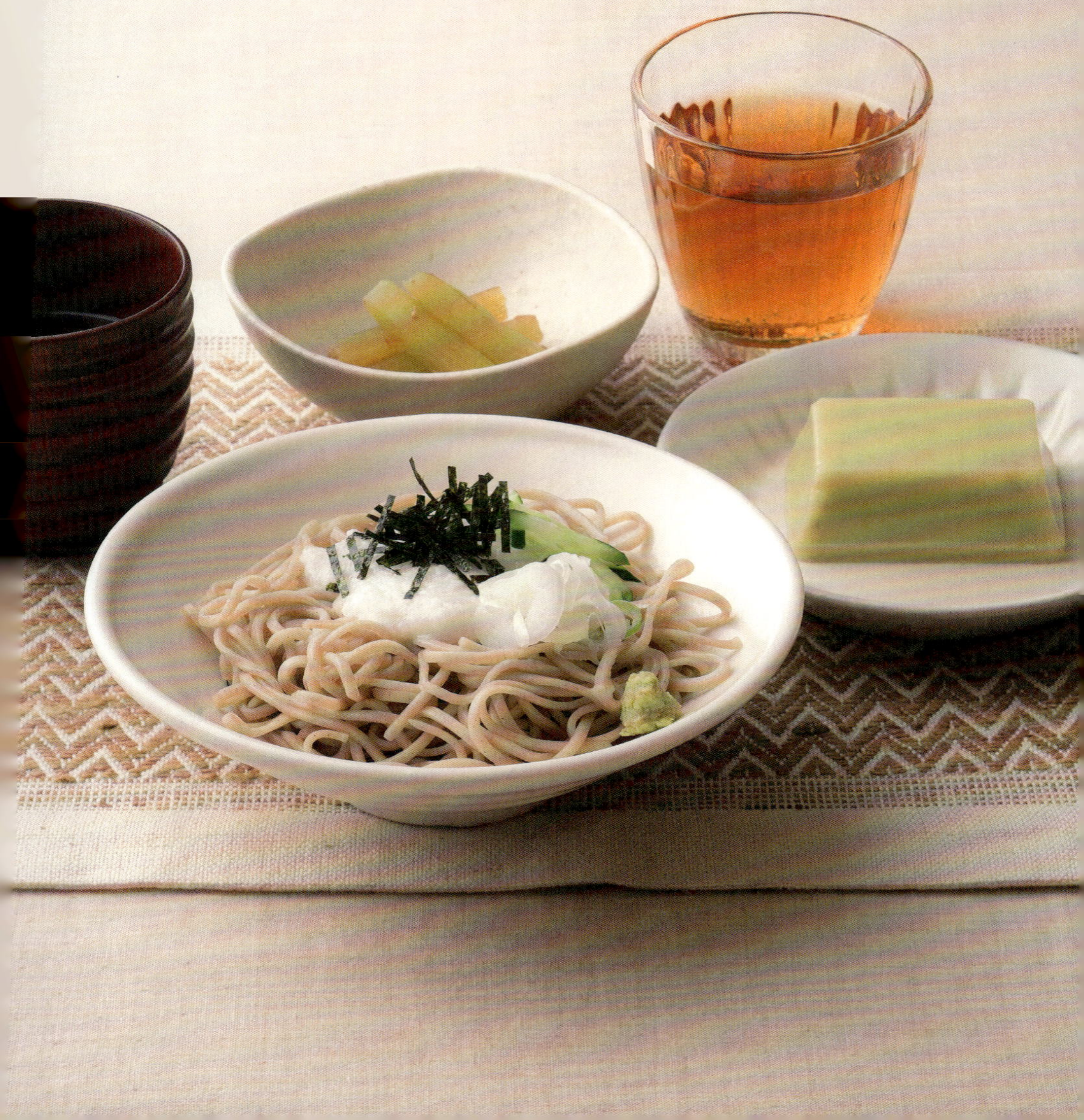

7. 冷やしとろろ蕎麦とふきの土佐煮

献立

・冷やしとろろそば　・ずんだ豆腐　・ふきの土佐煮
・冷たいほうじ茶

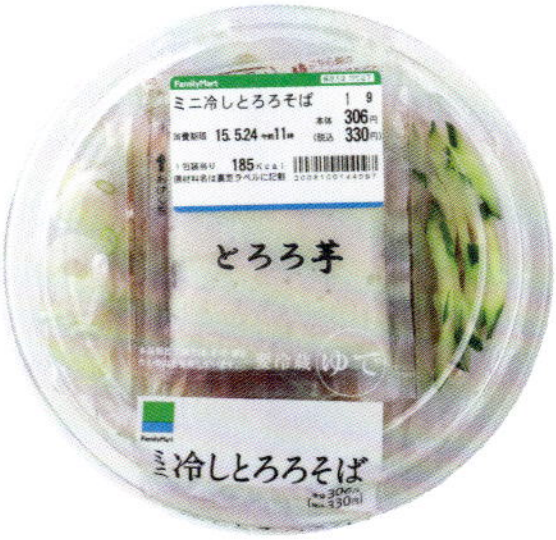

冷やしとろろそば
330円
（コンビニで購入）

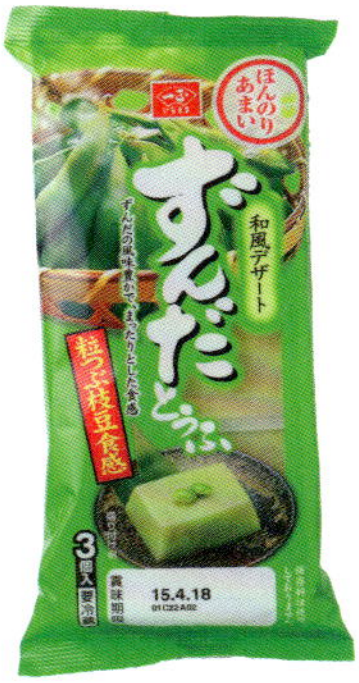

ずんだ豆腐
188円
（生協で購入）

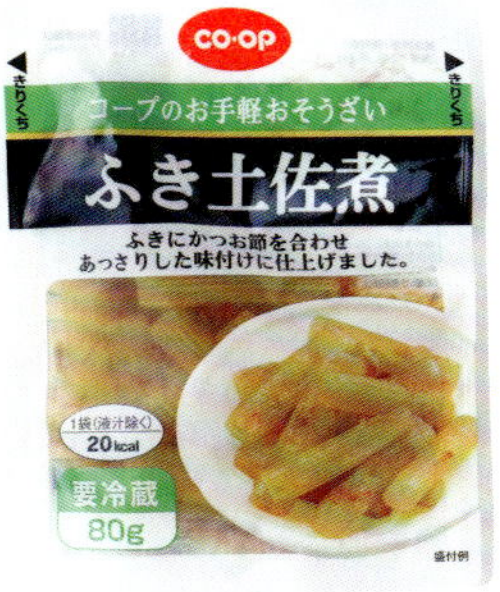

ふきの土佐煮
110円
（生協で購入）

パウチ食品も現実

コンビニエンスストアで販売されている「パウチ食品」の種類は膨大に増えています。しかも、季節感があり、健康的な商品が多くなっています。自分で料理するよりは高くつきますが、野菜や魚を使い切れずに捨てることが多い人にとっては必ずしも高価とは限らないでしょう。

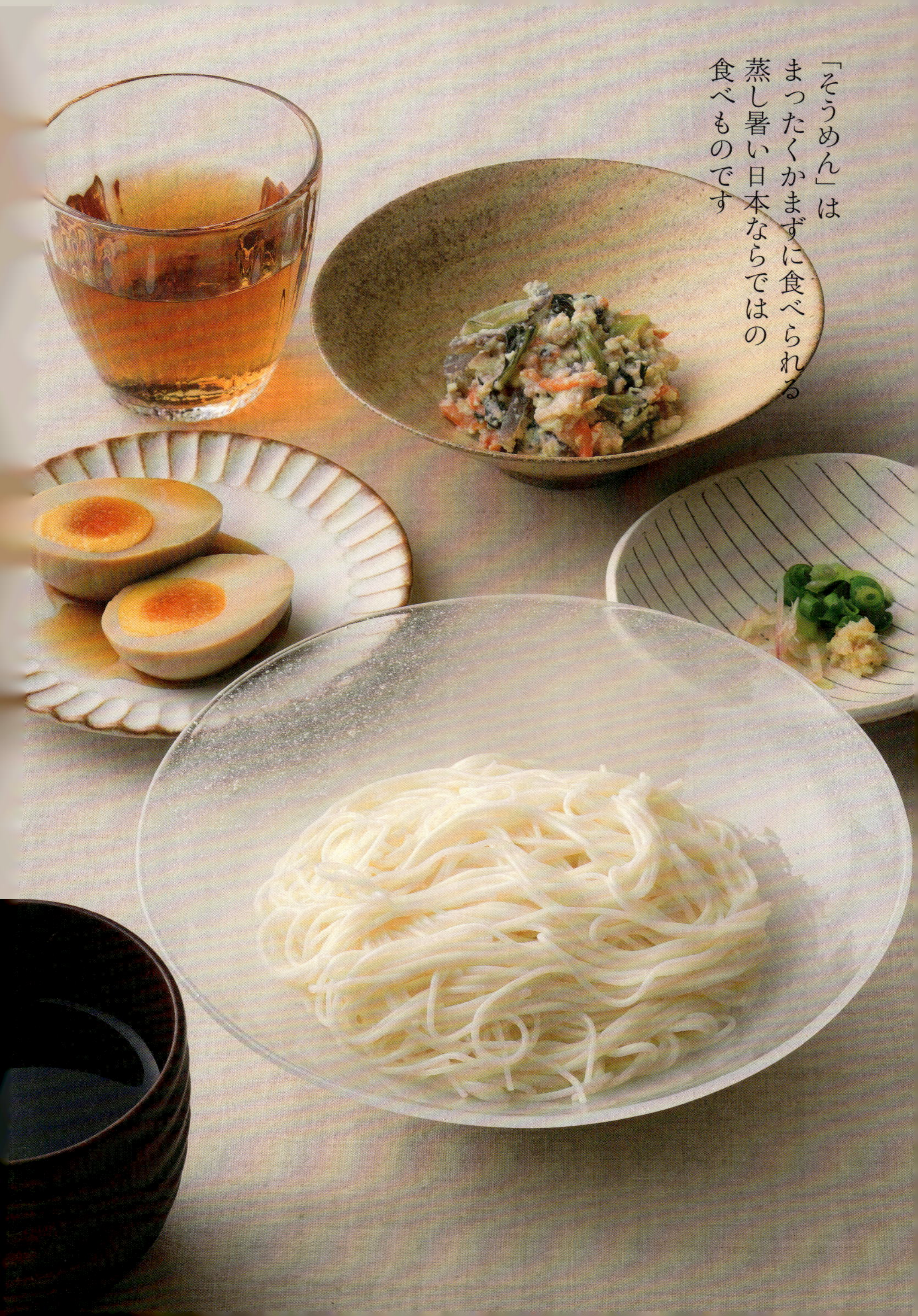

「そうめん」は
まったくかまずに食べられる
蒸し暑い日本ならではの
食べものです

8.　三種薬味の手延べそうめんと煮たまご

献立

・三種薬味の手延べそうめん　・小松菜の白和え
・煮たまご　・冷たい麦茶

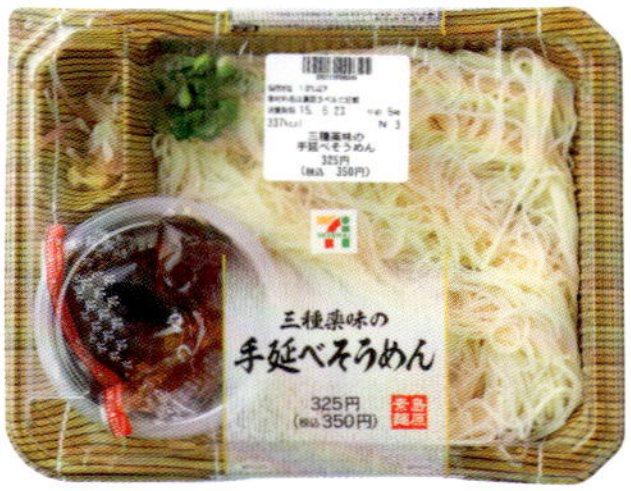

そうめん
350円
（コンビニで購入）

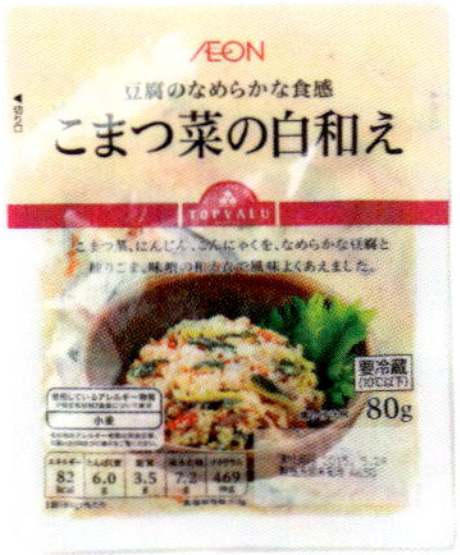

小松菜の白和え
98円
（スーパーで購入）

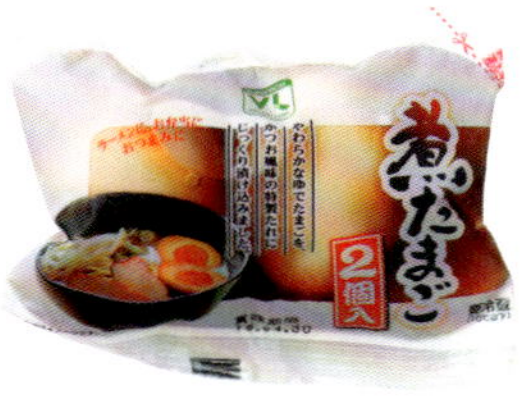

煮たまご
108円
（コンビニで購入）

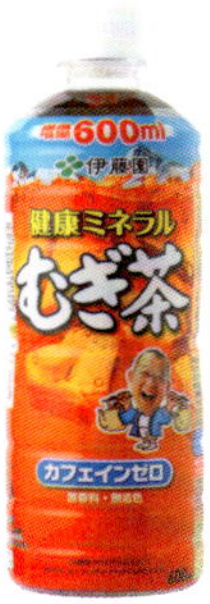

麦茶
93円
（スーパーで購入）

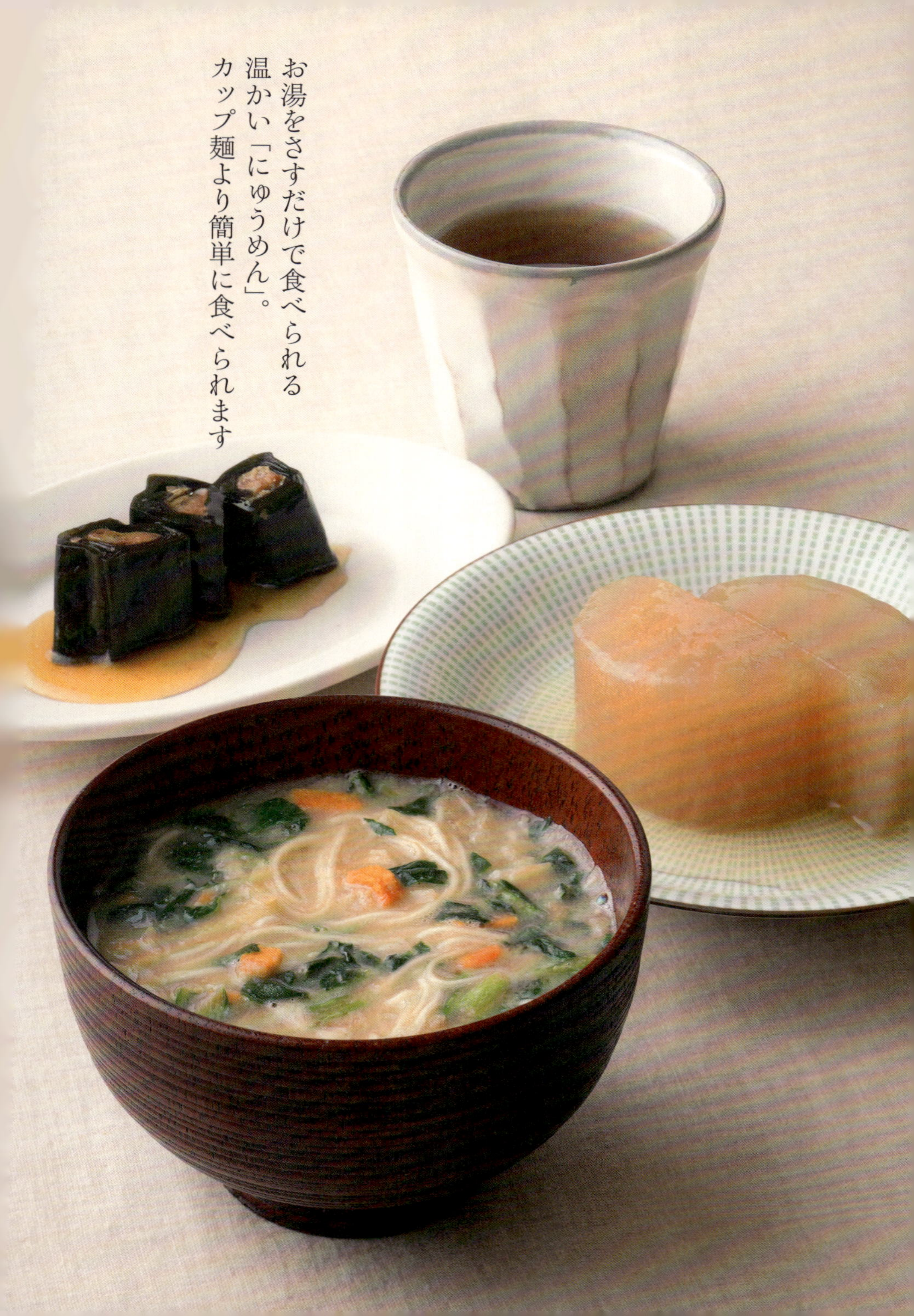

お湯をさすだけで食べられる
温かい「にゅうめん」。
カップ麺より簡単に食べられます

9.　極厚大根の煮ものとにゅうめんの夜食

献立

・にゅうめん　・大根の煮もの　・にしんの昆布巻き
・温かいほうじ茶

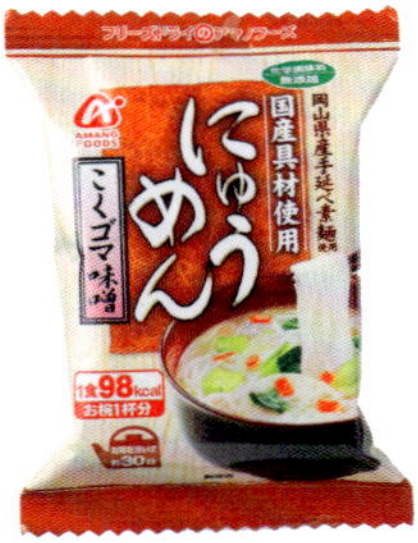

にゅうめん
（フリーズドライ）
237円
（紀ノ国屋で購入）

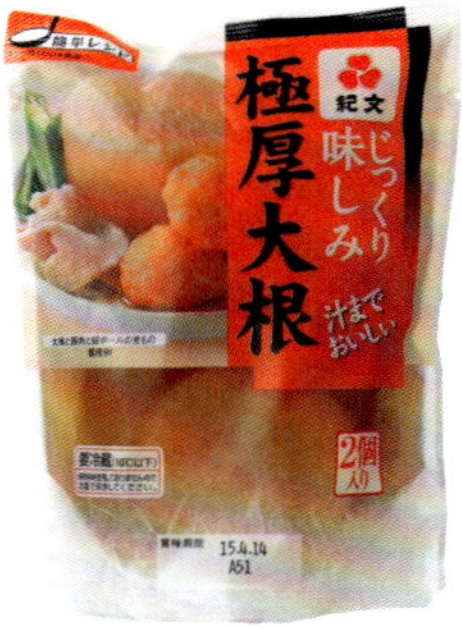

大根の煮もの
213円
（スーパーで購入）

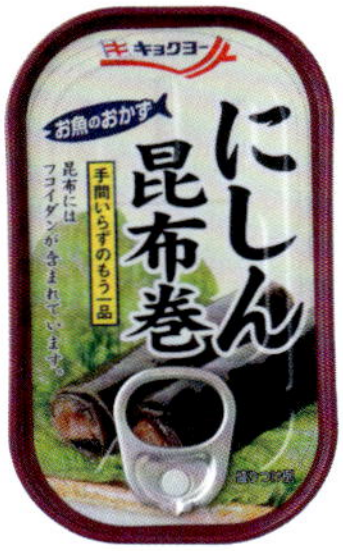

にしんの昆布巻き（缶詰）
124円
（コンビニで購入）

「缶詰」を見直したい

保存食品として、冷凍、フリーズドライ、缶詰などが販売されています。健康にはあまり関係ないことですが、エネルギー消費という問題を考えると、「缶詰」の利用をおすすめしたくなります。他の保存食品に比べて安いのもいいですね。

「餅」から「くず湯」、「甘酒」まで。
四季の変化が激しい
日本ならではの「でんぷん」を
とるための知恵です

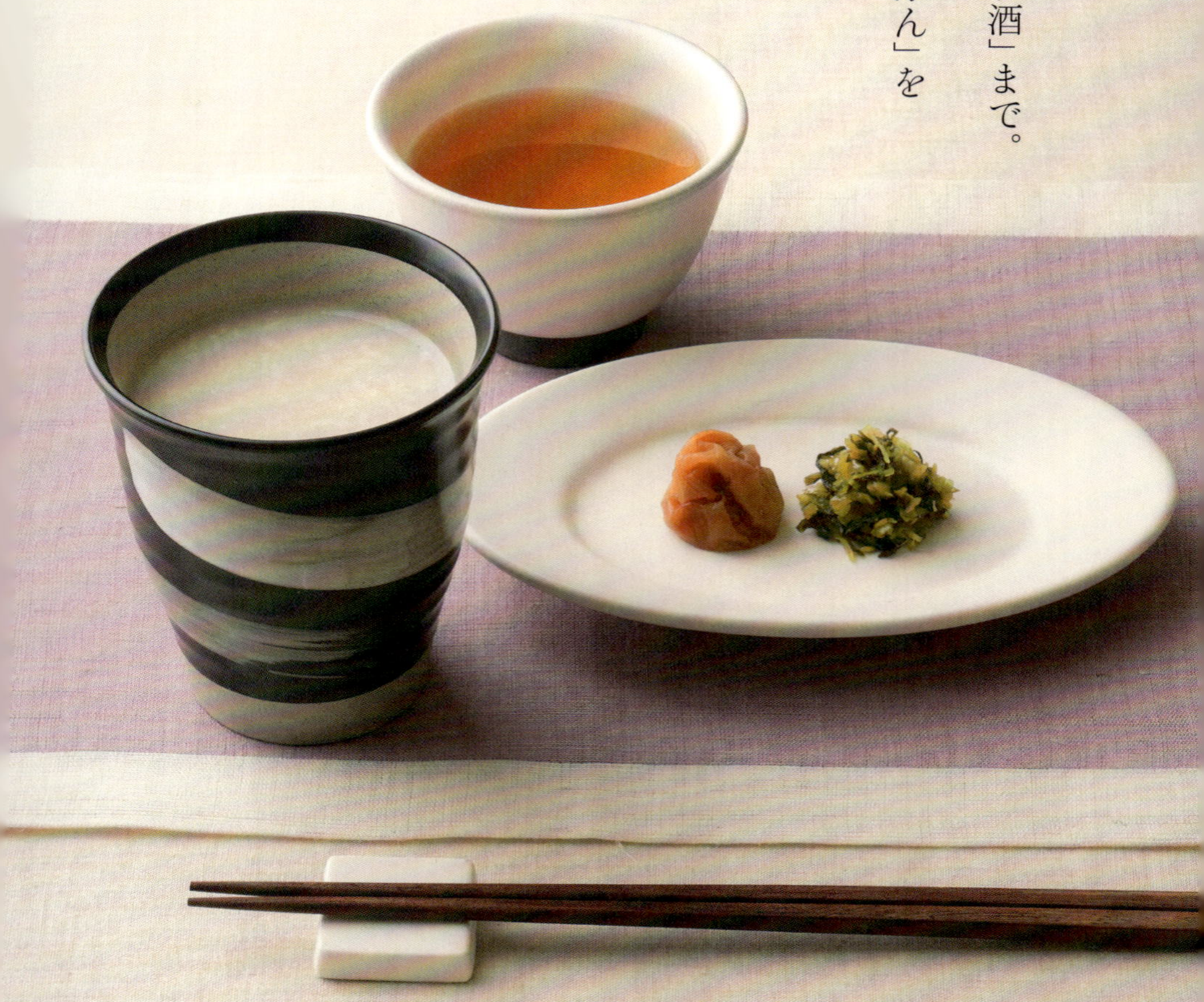

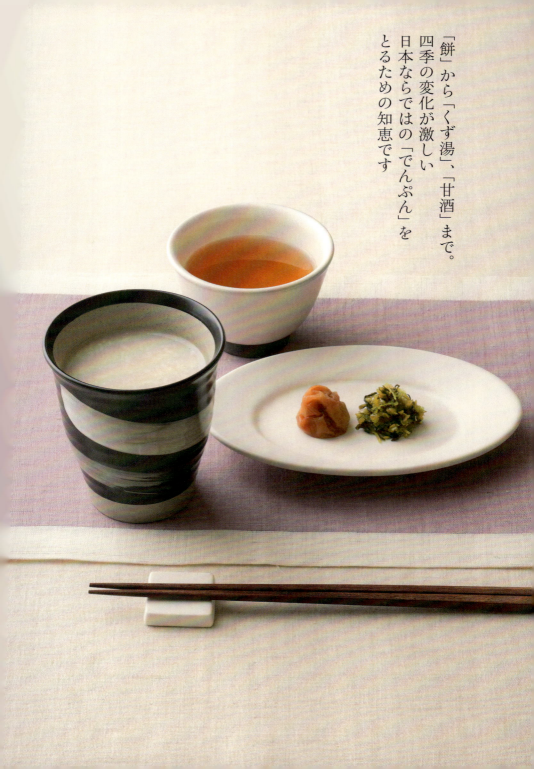

10. 疲れたからだを癒す甘酒ごはん

献立

・甘酒　・梅干し　・高菜漬け　・温かいほうじ茶

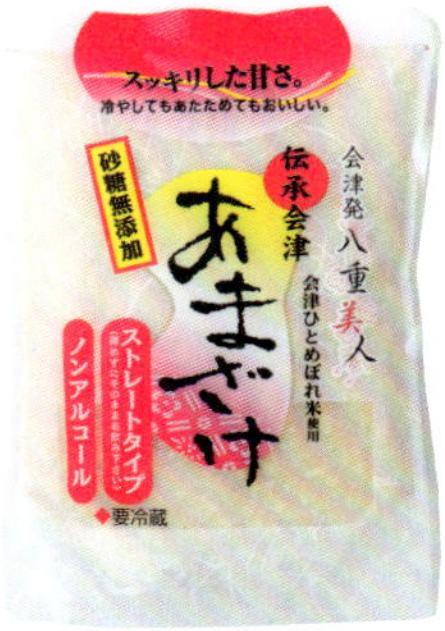

甘酒
268 円
（生協で購入）

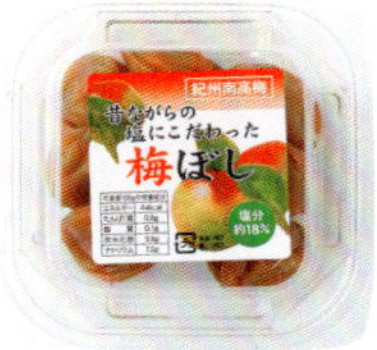

梅干
410 円
（スーパーで購入）

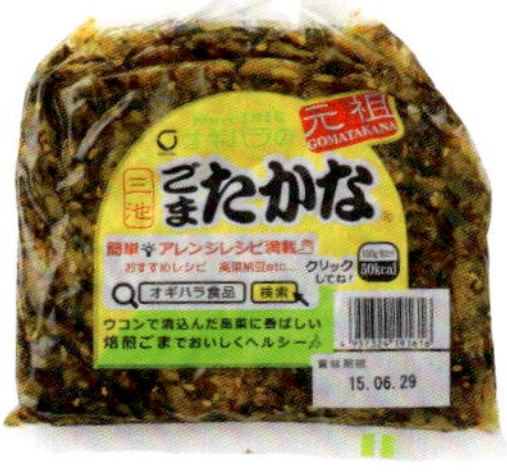

高菜漬け
227 円
（スーパーで購入）

甘酒は飲む点滴

江戸時代の宿場の茶屋の名物はどれも汁気が多く柔らかいものでした。歩き疲れた体には、あまり噛まずに食べられるものがよかったのです。なかでも人気があったのは甘酒。甘酒は夏バテ解消にも重宝されていました。疲れたときはこんな昔からの知恵を借りてみてはいかがでしょうか。

著者紹介

幕内秀夫〈まくうち・ひでお〉

1953年茨城県生まれ。東京農業大学栄養学科卒業。管理栄養士。フーズ＆ヘルス研究所主宰。「学校給食と子どもの健康を考える会」代表。山梨県の長寿村を知って以来、伝統食と民間食養法の研究を行い、日本列島を歩き尽した末に「FOODは風土」を実感し提唱する。現在、日本全国を講演でまわり食事相談を行うほか、全国各地の社員食堂や学校給食の改善に奔走中。病気予防や健康に役立つ実践的な食養法の第一人者として新聞・雑誌などでも活躍している。著書に『粗食のすすめ』（新潮社）、『粗食のすすめ レシピ集』（東洋経済新報社）、『「粗食」が病気にならない体をつくる！』『子どもの顔みて食事はつくるな！』（小社）、『1食100円「病気にならない」食事 実践レシピ』『世にも恐ろしい「糖質制限食ダイエット」』（講談社）など多数。

料理……………………井上由香
料理アシスタント…上田三千代、反町陽子
撮影……………………石田健一
デザイン……………青木佐和子
スタイリング………亀山光寿

病気《びょうき》にならない夜《よる》9時《じ》からの粗食《そしょく》ごはん〔献立《こんだて》レシピ〕

2015年8月5日　第1刷

著　者　幕《まく》内《うち》秀《ひで》夫《お》

発行者　小澤源太郎

責任編集　株式会社プライム涌光

電話　編集部　03(3203)2850

発行所　株式会社青春出版社

東京都新宿区若松町12番1号〒162-0056
振替番号　00190-7-98602
電話　営業部　03(3207)1916

印刷・大日本印刷　製本・ナショナル製本

万一、落丁、乱丁がありました節は、お取りかえします

ISBN978-4-413-11142-3 C0077